15분
소마운동

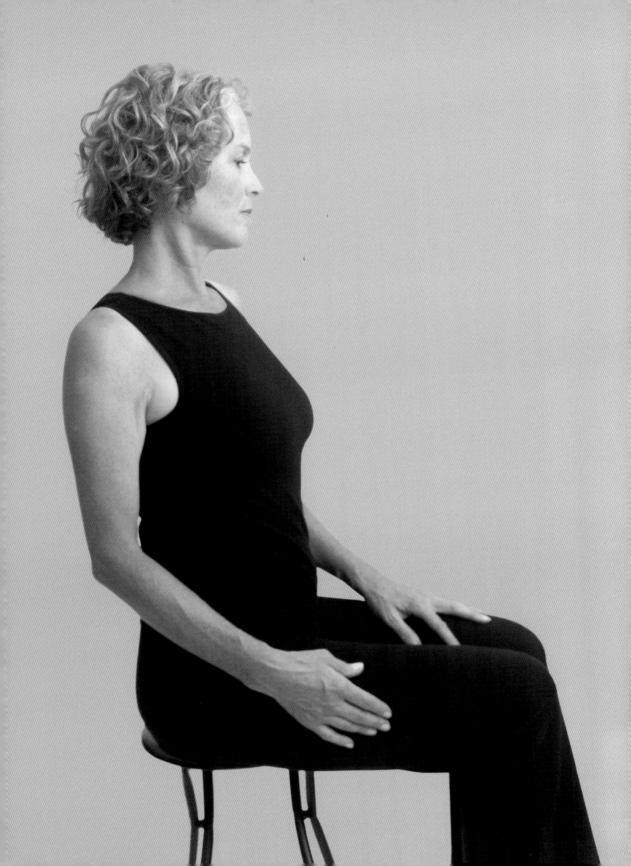

자세교정 소마틱스

15분
소마운동

마샤 피터슨 지음 · 최광석 옮김

Safe, Easy, Natural Movements
Relief for Every Part of Your Body
Just 15 minutes a day !

15분 소마운동

첫째판 1쇄 인쇄	2014년 2월 10일
첫째판 1쇄 발행	2014년 2월 20일
첫째판 2쇄 발행	2017년 4월 5일
첫째판 3쇄 발행	2022년 10월 7일

지 은 이 Martha Peterson
옮 긴 이 최광석
발 행 인 장주연
표지디자인 김민경
편집디자인 수디자인
출 판 기 획 노미라
발 행 처 군자출판사(주)
                등록 제 4-139호(1991. 6. 24)
                본사 (10881) **파주출판단지** 경기도 파주시 회동길 338(서패동 474-1)
                전화 (031)943-1888   팩스 (031)955-9545
                홈페이지 | www.koonja.co.kr

ISBN 978-89-6278-835-8

정가 20,000원

To. 토마스 한나

당신의 통찰로 내 삶이 변했답니다

감사의 글

인지Awareness 능력은 진공 속에서 발휘되는 게 아니다. 신체를 지닌 인간은 의식을 집중함으로써 자신을 인지할 수 있다. 그리고 이러한 인지의 힘으로 삶이라는 바다를 항해하고, 역경을 극복하며, 미래를 향해 나아간다. 자기인지Self-awareness는 타인과의 관계를 통해 발전하며, 인지의 빛으로 인해 사람들은 자기 삶의 목적, 핵심가치, 그리고 원하는 바를 달성할 수 있다는 희망을 품는다. 사람들은 자신에게 기대를 거는 이들, 충동하고 자극하는 이들, 때로는 행동을 하도록 꾸중하는 이들 덕분에 원하는 목적을 달성하곤 한다. 그러니 내게 '촉매' 역할을 해준 모든 이들에게 감사하지 않을 수 없다.

내게는 너무나 특별한 의미를 지닌 친구들의 도움이 없었다면 이 책을 완성하지 못했을 것이다. 책을 쓰지 않아야 할 스무 가지가 넘는 이유가 있었지만 그들은 내 옆에서 자신이 할 수 있는 모든 것들을 기꺼이 해주었다. 작가도 아닌 내가 책에 대한 구상을 말해 주었을 때 열정을 가지고 경청해주고 집필할 수 있도록 격려해준 에드 마이어스Ed Myers에게 감사한 마음을 전한다. 그는 넓은 마음으로 자신의 지식을 나누어주고 책 쓰는 과정에서 생기는 두려움과 불안함을 극복할 수 있도록 도와주었다.

토마스 한나에게 배운 모든 것들을 내게 전해준 마릴린 워녹Marilyn Warnock과 카렌 휴윗Karen Hewitt 선생님께도 감사한 마음을 전한다. 그들이야말로 오늘의 내가 될 수 있게 해준 장본인들이다. 여동생과 오랜 시간 함께 작업했던 에드 바레라Ed Barrera에게도 감사함을 전한다. 그녀의 놀라운 작업이 없었더라면 집필할 때 꼭 필요했던 토마스 한나에 관한 자료를 얻는 데 큰 어려움을 겪었을 것이다. 초고를 꼼꼼히 읽어주고 "간결하게 쓰세요. 바보도 이해할 수 있게요!"라는 충고를 해준 크리스 로운데스Chris Lowndes. 그의 유머러스한 태도는 나의 뇌가 새로운 생각, 새로운 아이디어, 그리고 새로운 움직임과 창조성을 지닐 수 있도록 자극해주었다. 원초적이고, 실질적이며, 즐겁기까지 한 프랭크 포렌키치Frank Forencich의 통찰도 나에겐 큰 도움이 되었다. 삶의 모범

이 되어주고, 내가 끊임없이 앞으로 나아갈 수 있도록 격려해준 어머니 메그 피터슨Meg Peterson. 모두 모두 감사해요.

이 책의 영어본을 출판해준 스털링 출판사 관계자 분들께도 깊은 감사를 보낸다. 제니퍼 윌리암스Jennifer Williams와 마이클 프래그니토Michael Fragnito. 당신들 참 멋진 사람들이에요! 반스&노블스의 에드워드 애쉬−밀바이Edward Ash-Milby, 그리고 편집을 맡아준 바바라 클락Barbara Clark에게도 감사한 마음을 전합니다.

마지막으로 가족과 친척들에게 감사한 마음을 전합니다. 소마틱스에 대한 열렬한 후원자인 루이스 비텔로Louise Vitello, 크게 생각할 수 있도록 해준 체릴 갈란테Cheryl Galante, 몇 년 전에 하나 소마틱스를 소개해 준 여동생 캐리 피터슨Cary Peterson, 사진을 찍어 준 나탈리에 갈란테Natalie Galante, 결정적일 때 가장 필요한 도움을 주고 멋진 조언을 해준 남편 게리 쉬피Gary Shippy. 모두 모두 감사합니다.

역자 서문
Prologue

장차 거두어들이려면 반드시 먼저 베풀어야 하고,

장차 약하게 만들려면 반드시 먼저 강하게 만들어 주어야 하며,

장차 없어지게 하려면 반드시 먼저 흥성하도록 해주어야 하고,

장차 빼앗으려면 반드시 먼저 주어야 한다.

– 노자老子* –

소마틱스Somatics는 소마에 대한 학문이며 토마스 한나(Thomas Hanna, 1928~ 1990)가 처음으로 명명했다. '소마'는 '1자가 안에서부터 경험한 몸'으로 '3자가 밖에서부터 바라본 몸'인 '바디'와 대비된다. 건강한 몸을 만들어준다는 대부분의 접근법들이 '바디'의 '균형'을 목표로 하는 반면, 소마틱스 영역의 접근법들은 '소마'의 '체화'에 그 초점이 맞추어져 있다.

몸을 소마와 바디로 분리해서 바라보는 것은 전문가들이 개념 전개를 편리하게 하기 위한 방편이며, 소마와 바디는 모두 '온전한 몸'의 부분집합일 뿐이다. 아픈 사람의 입장에서는 소마의 체화를 통해 활력을 되찾든 바디의 균형을 통해 통증을 없애든 '건강한 삶'이라는 목적을 달성하는 게 중요하다. 다만 스스로 변화를 만들어나가는 소마틱스 접근법은 '물고기를 잡아주는 것'이 아닌 '물고기 잡는 법'을 목표로 하기 때문에 다른 어떤 건강 관리법보다 훨씬 더 '지속가능한 몸'을 만들어 준다. '자기–자신'이 '자기–감지'를 통해 '자기–교정', '자기–치유'를 해나가는 소마틱스는 그런 면에서 전문가에 지나치게 의존하게 만드는 현행 의료 시스템을 보완할 수 있는 충분한 대안으로 점차 현대인들에게 각광을 받고 있다. 이 책에서 제시하는 소마운동은 소마틱스라는 학문을 태동시킨 토마스 한나가 직접 개발한 기법이다. 이 접근법을 통해 남녀노소 누구나 긴장을 해소하고 통증을 줄여 건강한 삶을 누릴 수 있을 것이다.

2012년 『소마틱스: 노화시계를 되돌리는 자세혁명』를 시작으로 지금까지 『소마지성을 깨워라』, 『코어인지』 그리고 이 책 『15분 소마운동』까지 모두 4권의 소마틱스 관련 책을 번역해서 출간하였다. 『15분 소마운동』은 『소마틱스』에서 소개한 소마운동somatic exercise이라는 기법을 조금 더 일반인들이 알기 쉽게 설명한 책이다. 저자인 마샤 피터슨이 직접 사진 모델이 되어 동작 하나하나를 표현하고 있다. 쉽지 않은 내용을 명료하게 전달하는 글과 사진을 차근차근 따라가다 보면 많은 깨우침이 있을 것이다.

소마운동의 핵심은 '팬디큘레이션pandiculation'에 있다. 팬디큘레이션은 노자가 이야기 하는 '장차 거두어들이려면 반드시 먼저 베풀어야 한다'는 원리와 비슷하다. 진정한 스트레칭은 단순한 '물리적 당김'이 아니라 뇌회로에 변화를 줄 수 있는 '조금 더 수축'하고 '조금 더 신장'한 후 '조금 더 이완'하는 수축-신장-이완 팬디큘레이션 사이클을 거쳤을 때 '조금 더 명료하게' 이루어진다. '불편하지 않은 범위' 내에서 욕심과 집착을 버리고 '조금 더' 앞으로 나아가는 방법을 이 책을 통해 체득해보길 바란다. '장차 펴려면 반드시 먼저 수축하라'는 팬디큘레이션 원리를 체득했을 때의 결과는 결코 '조금 더'가 아니다. 소마운동은 당신의 평생 건강을 좌우하고 '노화 시계를 되돌리는' 멋진 도구가 될 것이다. 기분 좋은 '기지개(팬디큘레이션)'를 켜며 28가지 소마운동 동작을 하나하나 마스터해 나가길 바란다.

---

*『왕필이 본 도덕경』, 조현규, 새문사, 2011년, p.136

목차

Part 3. 소마운동 루틴 프로그램

〈일러두기〉

■ 본문 괄호 안의 주석은 모두 역자가 첨가한 역주이다.

■ 본문에서 원저자가 중요하게 생각하고, 새롭게 정의하는 개념들은 한글 옆에 영어를 같이 표기했다.

■ 원저자가 inch와 pound로 제시한 길이와 무게 단위는 meter와 kg 단위로 환산해서 표기하였다.

■ 본문에 나오는 인명과 지명은 외래어 표기법을 따르며 관행상 굳어진 표기는 그대로 실었다.

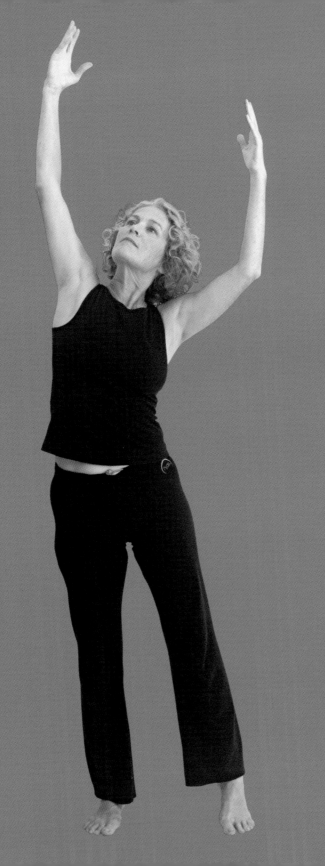

통증 없이 움직이기 위한 준비

1. 근육통의 '미스터리'

21세기 선진 국가에서 살아가는 사람들은 매력적인 신체를 유지하고 철저한 체력관리를 해야만 한다는 강박에 사로잡혀 있다. 미국은 현재 그 어느 때보다 개인 트레이너, 회원제 운동센터, 피트니스 관련 TV 쇼, 혁신적인 운동기구, 그리고 '젊음을 유지하는 방법'에 관한 책들로 넘쳐난다. 근처 서점의 피트니스 관련 서적이 비치된 곳을 살펴보라. 온갖 종류의 건강 관련 책들이 넘쳐나 보기만 해도 주눅이 들 정도다. 하지만 대부분의 사람들은 신체, 근육, 마음이 어떻게 서로 상호작용하며 최상의 결과를 이끌어내는지 제대로 이해하지 못하고 있다. 그러니 자신의 건강도 증진되지 않는다. 우리에겐 몸과 마음을 연결시켜주는 명료하고 실용적인 접근법이 필요하다. 통증을 감소시키고 건강을 개선시키는 좀 더 나은 방법이 있어야 한다.

현재 수많은 운동법, 피트니스 관련 서적과 다이어트 프로그램이 성행하고 있지만 그럼에도 불구하고 남은 문제가 있다. 젊은이 늙은이 할 것 없이 대다수의 사람들이 여전히 만성근육통을 호소하고 있다는 사실이 그것이다. 다양한 종류의 진통제가 약국 선반을 가득 메우고 있지만 이들은 겨우 하루만큼의 효과로 그친다. 어려서부터 운동을 해왔지만 아마추어 수준을 넘지 못한 사람들이 진료실을 찾아가 통증을 호소하는 모습도 흔히 볼 수 있다. 주말을 이용해 강한 스포츠를 즐기느라 근육 염좌, 과다사용 증후군, 지나친 운동으로 인한 신체 손상을 당한 사람들로 병원이 만원이다. 그들에겐 건강하고 멋진 몸매를 만들고 싶은 욕구는 있지만 올바른 테크닉이 없다. 결과적으로 조직 손상이 발생한다. 자신이 겪는 통증을 이야기 하며, "내 나이엔 이럴 수 있지"하고 스스로를 위안하는 사람들도 자주 보인다. 하지만 이들이 겪는 통증은 대부분 예방하거나 되돌릴 수 있다. 자신이 겪고 있는 만성통증의 생리학적 원인을 이해한다면 얼마든지 그 통증을 제거할 수도 있다.

2008년에 발간된 미국의학협회 저널에 따르면, 요통 관리에 들어가는 비용만 한 해 무려 859억 달러에 달한다고 한다. 워싱턴 대학의 건강정책 전문가들은 "요통 관리에 들어가는 비용이 점점 더 증가하는데도 별다른 개선도 일어나지 않는다"는 놀라운 말을 했다. 왜 이런 결과가 나오는 걸까? 요통이나 다른 형태의 근육통은 말 그대로 '미스터리'한 증상일까? 많은 이들이 만성근육통의 해결책을 찾고 있다. 하지만 결국 "근긴장은 처음부터 어떻게 발생할까?"라는 핵심적인 질문으로 되돌아오게 된다.

이 책은 근육통의 '미스터리'를 풀기위해 썼으며 토마스 한나(Thomas Hanna, 1928~1990)가 발견한 사실에 근거하고 있다. 철학자이자 소마교육가이며 신경생물학의 전문가였던 그는 한나 소마교육기관(Hanna Somatic Education 또는 Clinical Somatic Education)을 설립했다. 토마스 한나는 철학적인 측면에서, 인간에게는 지적인 자유를 누릴 수 있는 능력이 구비되어 있다고 생각했다. 그는 모세 펠덴크라이스(Moshe Feldenkrais, 1904~1984)와 함께 움직임 교육가로 활동하면서 '자기감지self-sensing' 하는 능력이 높아질수록 자신의 삶에 대한 통제력도 높아진다는 생각을 하게 되었다. 또한 신경생물학 연구를 통해 뇌의 반사 기능에 대해 이해하게 되면서 근육 수축을 일으키는데 뇌가 막대한 영향을 미칠 수 있다는 사실도 알게 되었다. 그는 1975년에 캘리포니아 노바토에 소마연구&트레이닝 연구소(Novato Institute for Somatic Research and Training)를 건립했으며, 『생명의 몸The Body of Life(1980)』, 『소마틱스Somatics(1988)』를 비롯해 6권의 책을 썼다. 토마스 한나는 자신의 임상 경험을 통해 의사들이 구조적인 문제 또는 병리적인 문제로 간주하는 증상들이 사실은 기능적인 문제라는 것을 증명했다. 그는 누구나 자신의 감각운동시스템의 기능을 증진시킬 수만 있다면 근골격계의 구조뿐만 아니라 신체의 전반적인 건강도 개선시킬 수 있다고 주장했다.

이 책은 토마스 한나가 고안한 소마운동Somatic Exercise 원리에 바탕을 두고 몸에 대한 인지를 높여 통제력을 되살리는 방법을 제시한다. 이 움직임 학습을 통해 당신이 오랜 시간 잊고 있었던 감각을 일깨울 수 있게 될 것이다. 여기서 제시하는 단순하지만 효과적인 움직임 패턴을 틈틈이 반복한다면 보다 효율적이고 통증에서 자유로운 동작을 할 수 있을 것이다. 그 결과 신체 기능도 증진될 것이다. 먼저 근육통의 '미스터리'에 대해 충분히 이해하라. 그러면 '미스터리' 하다고 생각했던 것들이 사실은 그리 '미스터리' 한 것이 아닐 수도 있다는 깨달음이 올 것이다. 결국 당신이 자주 하는 동작들과 움직임 습관이 몸 전체에 어떤 영향을 미치는지도 체득할 수 있게 될 것이다.

나이에 상관없이 근육은 긴장되거나 유연성이 떨어질 수 있다. 그렇게 되면 흥미진진하고 자유로운 자신의 삶 자체가 제한된다. 만성근육통과 같은 문제를 안고 살아가는 것은 끔찍하고도 힘이 빠지는 삶이다. 나 또는 그런 문제를 충분히 경험해 봐서 잘 알고 있다.

나는 예전에 프로 댄서였다. 댄스 공연과 교육을 활발하게 했었으며 안무가로 활동했다. 또한 마사지 전문가이자 소마교육가로 약 열 가지 종류의 통증 감소 요법도 알고 있었다. 내가 알고 있는 요법들 중 어떤 것들은 효과가 매우 좋았지만 또 어떤 것들은 그렇지 않았다.

댄스와 관련된 일을 하느라 반복적으로 신체를 자극받아 생긴 스트레스, 그리고 과다사용으로 인한 조직 손상 때문에 나는 다섯 번의 무릎 수술과 한 번의 발목 수술을 받아야 했다. 그래서 수 년 간을 통증에서 자유롭게 해주는 것들을 찾아 헤맸었다. 최근에서야 나 같은 바디워크 요법 전문가이자 운동 전문가조차도 왜 온통 만성통증에 시달리는 삶을 살아야 하는지에 대해 명확하게 이해할 수 있었다.

예전에 나는 강력한 '코어'를 지닌 댄서이자 몸을 다루는 데 필요한 방대한 해부학, 생리학, 그리고 운동학에 관한 지식을 갖추고 있었다. 일주일에 다섯 회의 바디워크 세션을 했으며 오른발을 들어올려 코에 닿을 수 있을 정도의 유연성도 있었다. 유연성만이 다가 아니었다. 젊었을 때는 여름마다 등산을 했고 결혼 후엔 아이를 한 팔에 안고 다른 손에는 식료품 가방을 들고 다니며 아무 문제 없이 생활했었다. 젊어서는 세계 유수의 댄스 스쿨에서 집중적인 트레이닝도 10년 정도 받았었다. 하지만 42세가 되자 어떤 지식, 어떤 경험도 내 몸의 통증과 불편함을 없애주지 못했다. 매번 같은 형태의 문제가 발생하고 또 발생했다. 도대체 내가 놓친 것이 무엇인지 알 수가 없었다. "내가 아직 사람 몸에 대해 배우지 못한 것이 무얼까? 단지 나이가 들어 노쇠한 걸까? 내가 예전에 겪은 상처들이 이제야 나타나는 것일까?" 이런 질문들이 내 머릿속을 맴돌았다. 사람들이 나이 35세가 되면 보통 하는 "난 이제 더 이상 젊은이가 아니야!"라는 자조 섞인 한탄을 나 또한 해야만 하는 걸까? 아니면 노화라는 것은 인력으로 어쩔 수 없는 걸까? 그렇지 않다. 이러한 생각은 본질적으로 잘못되었다. 사실은 노화를 이해하는 단순한 무언가가 존재한다.

만성통증이 처음 나타났을 때 나는 카이로프랙터와 함께 일하고 있었다. 15년 정도 마사지 전문가로 일하며 바쁘지만 행복한 상류층 고객들의 행동 패턴을 관찰할 기회가 있었다. 나에게 세션을 받는 고객들은 카이로프랙터에게 일주일에 한두 번 정도 찾아가 교정을 받은 후 마사지도 함께 받았으며, 대부분 다음 주에 재방문했다. 나는 이런 패턴에는 뭔가 잘못이 있다고 생각했다. 인간이라는 종이 매주 마사지와 교정을 받으며 생존해 온 게 도대체 얼마인가? 내가 볼 때 매주 마사지와 교정을 받는 고객들은 자신의 신체를 퇴화시키는 그 무언가를 매주 자발적으로 하는 것처럼 보였다. 인간의 근골격계가 그토록 약해서 일주일마다 틀어진 구조를 바르게 하기 위해 재방문을 해야만 한다니, 이상하지 않은가?

2. 소마교육

1976년 토마스 한나는 '소마틱스somatic'라는 용어를 제창한다. 소마교육Somatic Education이란 신체에 대한 내적 인지를 확보하기 위해서 하는 움직임 재교육movement reeducation이다. 소마를 경험한다는 것은 몸 안에서 스스로를 경험하는 것, 다시 말해 신체 감각과 움직임을 내적으로 인지하는 것을 말하며, 1자first-person가 자신의 신체 내부를 경험하는 것을 소마인식somatic perception이라고 부른다. 이러한 경험은 제 3자, 즉 의사나 카이로프랙터 또는 마사지 전문가처럼 다른 사람의 관점을 통해 받아들인 경험과는 다르다.

F.M 알렉산더F.M. Alexander, 게르다 알렉산더Gerda Alexander, 엘자 진들러Elsa Gindler, 그리고 모세 펠덴크라이스와 같은 사람들이 소마교육 분야의 초창기 선구자들이다. 요가와 태극권도 소마교육의 일종이라고 할 수 있으며, 이들은 모두 내적인 인지를 높이고 공간 안에서 신체를 통제하는 능력을 중요시한다. 토마스 한나의 접근법이 이들과 다른 점은 바로 감각운동기억상실증SMA, Sensory Motor Amnesia이라는 이론적 바탕에 있다. SMA란 스트레스에 반응해 신체가 만들어내는 반사패턴이다. SMA의 발견은 과거와 현재의 다른 접근법들과 토마스 한나의 접근법을 구별해준다. 그가 제시하는 소마운동은 빠르고도 효과적이며 장기적인 영향을 미친다. 좌골신경통, 척추측만증, 요통과 디스크, 안 좋은 자세로 인한 다양한 문제들과 만성통증을 대부분의 사람들이 구조적이며 '미스터리'한 것으로 알고 있지만 사실은 SMA의 결과이다.

토마스 한나가 1988년에 쓴 『소마틱스Somatics』는 스핑크스와 오이디푸스 이야기로부터 시작된다. 그리스 신화에서 스핑크스는 "목소리는 하나지만 네 발, 두 발, 그리고 세 발이 되는 것은 무엇인가?"라는 수수께끼를 내고, 오이디푸스Oedipus는 '인간'이라고 답한다. 인간은 어려서 네 발로 기고, 어른이 되어서는 두 발로 걸으며, 늙어서는 지팡이에 의지해 세 발로 걷는다는 생각이 이 답의 밑바탕에 깔려있다. 이 놀라운 책에서 한나는 발달된 현대 의학으로 인간의 수명이 80세에서 90세 정도로 늘었는데도 왜 나이 들어 생기는 근육의 긴장과 통증 그리고 뻣뻣함을 설명하지 못하는지 의문을 던진다. 그는 감각운동기억상실증에 대해 설명하며 '노화'는 단지 '신화'에 불과하다는 주장을 한다. 그는 소마운동을 통해 스스로의 만성통증과 불편함을 없애고 몸에 대한 인지능력과 통제능력을 높일 수 있다는 사실을 보여준다. 그리고 문제를 해결해주는 것보다 실제로 '고정'을 조장하는 소위 건강전문가로부터 독립하라고 말한다. 자신의 감각운동시스템을 계발시켜 움직임 인지능력과 통제능력을 높이면 전반적인 신체 기능을 높일 수 있다는 내용이 『소마틱스Somatics』라는 책에 담겨있다.

3. 감각운동기억상실증

감각운동기억상실증SMA, Sensory Motor Amnesia은 근육이 매우 긴장되어 이완시키지 못하는 상태를 말한다. SMA에 걸린 사람은 밖에 나가 돌아다니며 즐겁게 놀 때, 그리고 아무 일도 하지 않을 때에도 어깨와 엉덩이, 등과 허리에 쌓인 긴장이 온종일 지속된다. 마사지와 카이로프랙틱을 받고, 온열 치료와 스트레칭, 물리치료 등 어떤 방법을 써도 그 긴장이 쉽게 이완되지 않는다면 SMA를 의심해볼 수 있다.

내가 피트니스와 운동법, 바디워크 요법에 대한 다양한 지식을 지니고 있음에도 불구하고 뇌와 신경계가 근육을 통제한다는 사실을 깨닫는 데 오랜 시간이 걸린 이유는, 몸에 쌓인 스트레스에 반응해 나의 뇌가 '고착fixed' 되었기 때문이다. 뇌와 근육은 서로 연결되어 감각운동시스템을 이루는데 이 시스템에 장애가 생겨 내 몸의 근육은 늘 긴장 상태에 빠져 있었다. 긴장된 근육을 정상 상태로 되돌리는 데에는 단지 '움직이는 동안 뇌를 참여시킨다'는 단순한 원리만 깨우치면 되었다. 정말 간단하지 않은가? 나는 어떤 교육 커리큘럼에서도 이렇게 단순하면서도 특별한 정보를 배워보지 못했었다. 이건 정말 내가 오랫동안 찾아온 말 그대로 '미싱링크missing link'였다. 이 책에서 선보이는 기본 개념과 필수 소마운동 패턴을 배운 지 얼마 되지 않아서 내 고관절 위아래로 흘러

다니며 몇 개월간 괴롭히던 만성통증에서 해방되었으며, 결국 수년 동안 하지 못했던 동작을 통증 없이도 편안한 상태에서 할 수 있게 되었다. 무엇보다도 애초에 문제를 일으켰던 나의 안 좋은 습관들을 명확하게 인지하고 느끼면서 동작하게 된 점이 놀라웠다.

살아가면서 스트레스를 받지 않을 수는 없다. 근육 문제를 일으키는 것은 사실 스트레스가 아니다. 오히려 끊임없이 반복되는 스트레스 자극에 '반사적으로 반응'하는 것이 SMA를 일으키는 원인이라는 게 토마스 한나의 발견이다. 쉽게 말해, 스트레스 속에 '갇힐 때' 문제에 빠지게 된다.

한나는 20여 년간의 임상 경험을 통해 스트레스를 받게 되면 근육은 습관적이며 불수의적으로 수축하게 된다는 사실을 발견했다. 사고, 상처, 수술, 질병, 반복적인 동작, 그리고 심지어 감정적인 문제로 인해 스트레스가 몸에 쌓이면 근육은 이완할 수 있는 능력을 잃게 된다. 정확히 이야기하면 뇌가 근육이 있다는 감각 자체를 잃기 때문에 긴장된 근육을 이완시키는 방법까지 잃게 된다. 결과적으로 근육은 계속 뻣뻣해지고 통증이 발생하며 관절 또한 딱딱해진다. 결국 부드럽고 통제된 움직임이 어려워지며 만성통증으로 이어진다. 토마스 한나는 사람들이 살아가는 동안 자신의 감각운동시스템에 특정한 근긴장 패턴을 쌓아가며, 이러한 긴장 패턴은 나이와 상관없이 발생한다고 말한다. 다음은 SMA의 예이다.

1) 16세가 된 당신은 매일 14kg 무게의 책가방을 등에 짊어지고 상체를 구부정하게 한 채 학교로 달려간다. 그리고 4시간 정도를 컴퓨터 앞에 구부리고 앉아 숙제를 하거나 친구와 온라인 채팅을 한다. 어머니는 계속해서 몸을 똑바로 펴서 바로 서라고 잔소리 하시지만 가슴을 펴고 어깨를 이완한 자세를 유지하기란 쉽지 않다. 결국 어린 나이에도 어깨는 구부정해지고 목과 등 위쪽엔 통증으로 가득하다.

2) 20대 중반의 젊은 남자인 당신은 근육질의 몸을 갖고 있다. 테니스를 하며 빠르게 움직이다 잘못하여 넘어졌는데 오른쪽 엉덩이가 바닥에 강하게 부딪쳤다. 바로 일어나 계속 경기를 했지만 2, 3일 정도 통증이 계속 발생하다 사라졌다. 그런데 가끔씩 바닥에 부딪쳤던 부위가 긴장된 느낌이 나며 1년 후에는 반대쪽 무릎이 아무런 상처를 입지도 않았는데 갑자기 아파오기 시작했다. 엉덩이 주변은 점점 딱딱하게 변해가는데 나중엔 딱딱하다는 사실조차 감지하지 못하게 되었다.

3) 당신은 세 아이를 키우는 전업주부이며 적어도 하루에 한 아이를 항상 등에 업고 생활한다. 만성요통이 있으며 늘 한쪽으로만 발생한다. 통증을 감소시키려 시간을 내 요가 센터도 다녀보지만 늘 아프던 한쪽 허리의 특정 부위가 잘 이완되지 않는다. 의사는 좌골신경통이라는 진단을 내리며 뼈가 틀어져서 신체 구조에 문제가 생겼다고 말한다.

4) 11세 학생인 당신. 어느날 짓궂은 장난꾸러기가 의자를 빼버려서 바닥에 엉덩방아를 찧었다. 이때 꼬리뼈를 강하게 부딪쳤는데 통증이 난 부위를 감싸며 몸을 구부리고 걸었고, 몇 달 후 같은 일이 또 일어났다. 바닥에 부딪쳐 통증이 발생한 골반과 허리를 보호하느라 며칠 간 몸을 굽히고 다녔으며 앉을 때는 아프지 않은 반대쪽 엉덩이만으로 무게를 지지해야 했다. 14세가 되어 키가 한 해 10cm씩 폭발적으로 자랐는데 의사가 갑자기 척추측만증 진단을 내린다. 허리 한쪽 근육이 매우 단축되어 척추측만이 되었다는 것이다.

5) 당신은 70세 노인이다. 바쁜 인생을 사느라 특별한 운동도 하지 않았지만 여기저기 많이 걸어다녔었다. 지난 몇 년 간은 아픈 남편을 옆에서 부축하며 다녔고 대부분의 시간을 차와 병원에서 앉아 보내는 남편을 돌보느라 운동이 부족한 일상을 보냈다. 요즘은 걸을 때 무릎에 통증이 생기고 관절염 진단도 받았다. 마치 무릎이 몸에서 떨어져나가는 것처럼 느껴진다.

앞의 시나리오는 나에게 찾아오는 고객들이 겪는 일반적인 증상이다. 이들은 모두 SMA를 갖고 있다. 하지만 SMA를 역전시킬 수 있는 방법을 배우고 나서는 모두 만성 근육통에서 해방되어 정상적인 생활을 하고 있다. 그들이 겪은 것은 신체 구조의 문제가 아니다. 다만 감각운동 기능장애가 생겼을 뿐이다. 근육이 매우 긴장되어 이완시키기가 어려웠던 게 원인이었다. 그들은 몸을 다른 방식으로 사용하는 법을 배우고 나서는, 틀어진 신체 구조가 최대한 바르게 배열되는 긍정적인 결과를 보았으며 통증에서 해방되었다.

4. 뇌의 역할

컴퓨터 세대에게 익숙한 용어로 표현하면 뇌는 '하드 드라이브'에 해당된다고 할 수 있다. 뇌는 몸 전체의 근육계를 통제한다. 그러므로 뇌와 근육 사이의 피드백 회로가 막히면 근육과 몸의 정교한 움직임을 의식적으로 통제하는 능력 자체가 상실된다. 이게 바로 SMA가 발생하는 이유이다.

뇌가 신호를 주지 않으면 근육은 결코 움직이지 않는다. 아주 단순하다. 근육에 긴장 신호가 끊이지 않고 계속 가면 어깨를 굽히고 있든 펴고 있든 그 긴장이 없어지지 않는다. 이는 교통이 막힌 도로에서 차를 운전하거나 일하면서 이메일을 보내는 것처럼 연속된 흐름이 끊기는 것과 비슷하다. 근긴장이 빠지려면 이완시키려는 의도가 근육에 전해져야 한다. 그렇지 않으면 근긴장 상태가 풀리지 않는다. 능동적이고 수의적인 수축 신호가 어깨 근육에 조금이라도 전달된다면 어깨에 쌓인 과도한 긴장에 약간이라도 변화가 온다. 왜 이런 일이 발생할까? 인간의 뇌에는 근육의 움직임에 관하여는 피질층과 피하층이라는 구별되는 영역이 있기 때문이다.

쉽게 비유하자면, 대뇌피질은 움직임을 발생시키는 구동기다. 근육의 변화 정보를 받아들여 움직임을 만드는 부위가 대뇌피질 중 운동피질이다. 자전거 타는 법을 배우던 어린 시절을 떠올려 보라. "좋아, 먼저 자전거를 밀어서 움직이게 한 후, 한 발 올리고 또 한 발 올린 다음 균형만 잘 잡으면 돼"라고 자신에게 다짐한다. 처음에는 이리저리 흔들리며 얼마간 균형을 잡지 못하지만 계속 반복하다보면 몸무게와 타이밍을 조절하며, 결국엔 자전거 타는 법을 마스터한다.

일단 자전거 타는 법을 익히고 나면 다시는 잊지 않는다. 피하층이 바로 이런 일을 담당한다. 뇌의 피하층은 불수의적인 움직임을 담당하기 때문이다. 불수의적인 involuntary 움직임이란 이미 배워서 마스터한 움직임이다. 식사하기, 글쓰기, 공던지기 등과 같은 동작은 이미 몸에 익히고 있는 동작이다.

앞에서 이야기했던 어깨 긴장 문제를 되돌아보자. 어깨 근육에 긴장이 쌓여 습관화되면 뇌와 근육 사이에는 마치 교통정체와 같은 흐름의 차단이 발생한다. 결국 점점 높아지는 긴장으로 인해 뇌는 원래의 편안한 상태를 잊어버리고 어깨가 굳어있는 것을 당연하게 여긴다. 이는 자전거 타는 법을 한번 익히면 다시는 잊지 않는 것과 비슷하다.

하지만 교통정체와 같은 상태에 빠진 어깨 긴장을 되돌릴 수 있는 방법이 있다.

예를 하나 더 들어보자. 컴퓨터 앞에 앉아 화면에 눈을 떼지 못하고 있으면 상체가 앞으로 쉽게 구부정해진다. 키보드를 두드리고 인터넷 서핑을 하다보면 이렇게 구부정한 자세가 몸에 익숙해진다. 요즈음 수근관증후군과 목 또는 어깨 관련 문제가 증가하는 것도 이 때문이다.

뇌가 근육에 신호를 보내 신체 움직임을 만든다는 사실을 기억하기 바란다. 팔꿈치를 구부리고, 손목을 고정시키며, 손가락으로 타자치는 동작을 몇 시간 동안 지속한다면, 뇌는 팔 근육을 긴장시키는 것에 적응하게 되며 결국 그 긴장은 '습관화'된다. 또 화면을 보려고 머리를 앞으로 내밀면 목 근육이 머리 무게를 지탱하기 위해 긴장한다. 사진에서처럼 노트북을 무릎 위에 올려놓고 컴퓨터 작업을 한다면 머리가 앞으로 기울면서 목에 만성긴장이 생길 수밖에 없다.

인체공학적인 면을 고려하지 않은 환경에서 컴퓨터 작업을 한다면 뇌는 그때의 안 좋은 자세에 익숙해진다. 결국 이렇게 '학습된 자세'로 인해 긴장성두통, 악관절장애, 수근관증후군, 그리고 경견완증후군 등이 발생할 수밖에 없다.

요약

1. 대뇌의 운동피질은 "어깨를 수축하라(또는 목, 팔을 수축하라)"는 신호를 보내는데, 이러한 수축이 반복적으로 일어나 긴장이 쌓이면 신경 신호의 '교통정체'가 발생한다.
2. 뇌의 피하층은 "알았어. 모두 배웠어. 그러니 이제 다른 일을 해"라고 하며 자동적으로 근긴장 상태를 유발시킨다.
3. 운동피질은 이렇게 긴장된 근육 위에 계속적으로 새로운 동작을 첨가시킨다.
4. 자동차 부품이 세팅되듯 긴장된 근육이 세팅된 환경 속에서 생활하다보니 긴장되기 이전의 자유로운 움직임을 못하게 된다.
5. 이렇게 긴장의 습관화로 인해 감각운동기억상실증이 발생한다.

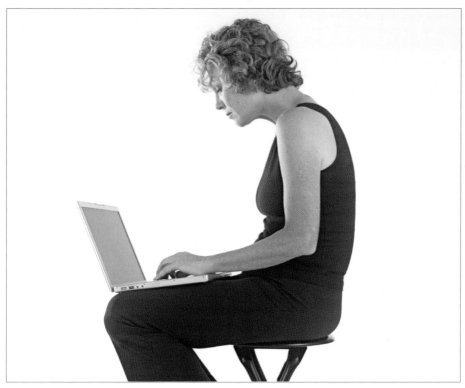

노트북을 무릎 위에 올려놓고 작업하게 되면 머리가 앞으로 기울면서 목에 만성긴장이 생긴다.

5. 정말 머릿속에서 일어나는 사건인가?

나를 찾는 고객들은 종종 "내 통증이 사이코소마적psychosomatic인 현상이란 말인가요?"라는 질문을 던진다. 내 대답은 늘 '예스'다. 하지만 모든 통증이 다 그렇다는 말은 아니다. 'Psychosomatic'이라는 단어의 앞 글자인 'psycho'는 마음이라는 뜻이다. 'somatic'은 '1자'가 자신의 신체를 경험한다는 의미이다. 몸과 마음은 서로 분리될 수 없으며 서로가 서로에게 영향을 미친다. 그러므로 어느 하나가 다른 하나에게만 영향을 주는 것은 아니다. 사이코소마적이라는 표현은 미쳤다거나 심리적 문제 또는 과민성 증후군을 지녔다는 말이 아니다.

의료전문가들이 "문제가 당신 머릿속에서 비롯되었어요"라고 할 때는 대부분 그 환자가 스트레스를 받고 있다거나, 화가 쌓여서 몸에 문제가 생겼음을 의미한다. 그래서 정말 휴식과 휴가가 필요한 상태일 수 있다. 사실 애초부터 감정적인 문제가 스트레스로 발전했을 수도 있다.

감정 상태가 근육 시스템에 영향을 미친다는 것은 의심의 여지가 없다. 이는 이미 의료계에서 수십 년 전부터 충분히 검증된 사실이다. 1984년 출간된 존 사르노John Sarno 박사의 『요통을 일으키는 마음Mind Over Back Pain』이라는 책에는 감정과 심리적인 요인이 만성요통을 발생시킨다는 내용이 담겨있다. 책의 저자는 의료전문가들이 환자의 문제를 너무도 성급하게 '구조적'이거나 '병리적'이라는 말로 단정지어 진단내리며 요통을 일으키는 감정적인 스트레스를 간과하고 있다고 말한다. 모든 정신적/감정적 스트레스는 근긴장을 일으킬 수 있다. 소마틱스란 학문을 제창한 토마스 한나는 "자신이 살아온 방식과 환경에 따라 요통의 정도가 결정된다"고 주장한다. 삶에 임하는 정신적이고 감정적인 태도가 자신의 근육 시스템에 영향을 줄 수 있다는 말이다.

모든 요통이 단순히 감정적이고 정신적인 요소와 연관이 있다고 진단내리는 것도 무언가를 간과하는 태도이다. 감정적이고 정신적인 스트레스에 의해 다양한 통증이 발생하지만 어떤 경우든 뇌는 근육을 긴장시키는 신체적 반응을 보인다. 이를 통해 정신과 신체는 서로 상호작용을 한다는 것을 알 수 있다. 스트레스가 지속적으로 신체에 가해지면 근육은 그 스트레스에 '적응adaptation'하게 된다. 사고와 같이 갑작스런 자극이 발생하면 우리 몸은 더 큰 부상을 방지하기 위해 긴장하거나 '동결frozen'된다. 기쁜 생각을 하든 무서운 영화를 보며 마음이 흥분 되든 뇌에서 일어나는 모든 일들은 근육에 영향을 미친다. 분노하고 두려워하며 고민하는 것도 마찬가지다. 인간의 몸에 내재한 감각운동시스템은 매우 정교하게 작동한다. 감정적인 변화, 신체에 가해지는 자극, 그리고 살아가면서 겪는 경험은 모두 감각피드백을 통해 뇌로 전해지며, 뇌는 이들 정보를 통합하여 운동명령을 내린다. 이렇게 스트레스 자극이 장시간 가해지거나 트라우마가 쌓이게 되면 감각운동기억상실증으로 이어진다. 그러므로 잃어버린 감각을 되찾고 근육에 대한 통제력을 되돌리는 것은 당신과 당신 뇌에 달렸다. 본질적으로 오직 당신만이 자신의 긴장을 이완시킬 수 있다는 말이다.

자신이 받는 스트레스에 대해 허심탄회하게 이야기하고, 분노로 점철된 감정 상태에서 벗어났다고 할지라도 여전히 통증을 일으키는 근긴장 패턴은 남아있다. 이러한 통증은 감각운동기억상실증과 밀접한 관련이 있다. 감정적이고 정신적인 스트레스로 인해 자신의 통증이 발생했다고 확신하는 사람일지라도, 그러한 문제들을 직접적으로 다루는 치료와 함께 소마운동 프로그램을 추가한다면 더 큰 도움을 받게 될 것이다. 스트레스 자극에 자신의 신체가 어떻게 반사적으로 반응하는지 알게 되면 자기인지, 자기통제를 높여 자유로운 신체를 되찾을 수 있다.

명상이나 이완요법 그리고 이와 유사한 방법으로 이것저것 시도해 봤지만 통증을 감소시키지 못한 사람들 이야기를 자주 듣는다. 감각운동기억상실증이 어떻게 발생하는지 그 원리를 이해하고 이 책에서 제시하는 부드럽고 편안한 소마운동을 익히게 되면 스스로의 몸을 통제하고, 모니터링하며, 교정하는 데 큰 도움이 될 것이다. 소마운동은 매우 혁신적인 기법이다. 이를 통해 자신의 몸이 감정 상태에 어떻게 반사적으로 반응하는지 감지할 수 있게 될 것이다. 21세기를 살아가면서 겪는 불행한 느낌, 불안하고 결핍된 느낌이 자신을 휘어감아 긴장을 유발시킬 때에도 이를 감지하여 풀어낼 수 있다. 변화하는 세상에서 우리는 매일같이 감정적, 신체적 위협을 받고 있다. 그러므로 분노를 일으키고 상처를 주는 자극으로부터 자신을 보호할 수 있어야 한다. 때론 신체에 쌓인 긴장이 너무 많아 심각한 '교통정체' 상태에 있다 할지라도 다행히 스트레스가 만들어내는 긴장을 인지하고 풀어낼 수 있다. 그러한 스트레스에 잠식당하지 않는 법을 이 책을 통해 배울 수 있을 것이다.

6. 세 가지 반사

스트레스에 적응해 몸 전체가 반사적으로 변한다는 사실을 명확하게 알려 준 사람이 토마스 한나이다. 그가 말하는 세 가지 반사패턴reflexive pattern에 대한 설명을 들으면 "이게 나야!"라고 여길 것이다. 이 세 가지 반사패턴은 허리를 아치로 만들고 등을 바닥에 붙이는 동작, 어깨를 둥그렇게 말거나 몸을 앞뒤 좌우로 구부리고 옆으로 비트는 동작을 하기 위해 꼭 필요한 반사이다. 다만 이 반사패턴이 몸에 습관화되어 '고착' 되었을 때 문제가 된다. 그러한 교통정체 상태에서 탈출해야 한다.

1) 초록등반사 Green Light Reflex

초록등반사는 '행동을 일으키는' 반사인 란다우반사Landau Reflex에서 비롯되었다. 이 반사는 무언가를 '해야만 한다'는 요구 상황에서 활성화된다. 우리는 발달된 산업사회에서 살고 있으며 끊임없이 무언가를 하기 위해 움직이거나 일에 매달린다. 이렇게 '해야만 하는 일'을 달성하기 위해 허리 근육은 계속해서 긴장한다. 아침이면 전화벨 소리에 알람을 끄고 문을 열고 뛰쳐나가고 직장에 도착해서는 눈앞에 놓인 업무를 완수하기 위해 하루 종일 허리 근육을 긴장시킨다.

란다우반사는 태어난 지 약 5개월 정도부터 나타나기 시작한다. 이때부터 아이는 목 가누기를 시작하며 세상 속으로 움직일 준비를 한다. 초록등반사는 란다우반사 위에

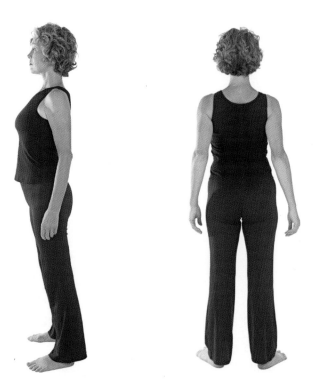

초록등반사: '해야만 한다'는 책임감이 강해지면 등과 허리 근육이 지속적으로 긴장한다.

긴장이 쌓여 생기며, 초록등반사가 과도해진 사람은 긴장한 군인처럼 보인다. 어깨는 뒤로 끌려오고, 목은 바짝 당겨지며, 골반은 앞으로 기운다. 허리 근육에 긴장이 가득한 자세이다. 어릴 때 어머니가 "똑바로 서"라고 말했을 때 당신이 하고 있던 자세를 되돌아보면 된다. 초록등반사가 지나치게 활성화되면 좌골신경통, 요통, 목과 어깨 통증, 추간판탈출증, 그리고 턱관절 통증 등 다양한 문제가 발생한다.

2) 빨간등반사 Red Light Reflex

원시반사이며 모든 척추동물이 분노, 불안, 두려움, 또는 실제 위협과 가상의 위협에 노출되었을 때 발생하는 놀람반사Startle Reflex에 긴장이 쌓여 빨간등반사가 된다. 빨간

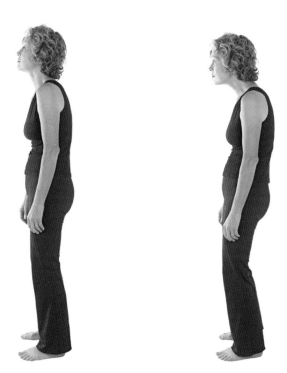

빨간등반사: 이 자세는 장시간 컴퓨터 앞에서 작업할 일이 많은 현대인들에게 흔하다.

등반사가 과도해진 사람은 몸이 앞으로 구부정해지는데 컴퓨터를 장시간 사용하는 현대인들에게 많이 보인다. 이렇게 특정 자세가 습관화되어 기능에 문제가 생기는 것은 감정적인 자극에 따른 반응과는 다르다.

두려움을 감지한 동물을 상상해보라. 그들은 바짝 엎드려 등을 구부리고 몸을 말아 호흡을 멈추며 위협이 지나갈 때까지 자신을 보호한다. 인간도 마찬가지다. 갑자기 큰 소리를 듣고 쇼크 상태에 빠지거나, 공포와 염려로 압박받는 상황에서 놀란 동물과 비슷하게 반응한다. 장시간 운전을 하거나 컴퓨터 앞에서 작업을 할 때에도 빨간등반사가 몸에 '습관화'된다. 그 결과 등은 둥그렇게 말리며 복부 근육과 고관절 굴곡 근육은 잔뜩 긴장한다. 또한 골반은 뒤로 돌아가며 목은 앞으로 나온다. 빨간등반사가 오랫동안 진행되면 호흡이 짧아지며 고관절과 무릎, 그리고 목에 통증이 생긴다. 악관절장애, 이명, 복부 문제, 그리고 호흡 기능장애도 발생할 수 있다. 많은 이들이 나이가 들면서 어쩔 수 없이 그러한 자세가 생기는 것으로 아는데 그렇지 않다. 빨간등반사로 인해 구부정해진 자세는 습관화된 자세 또는 학습된 자세이다. 따라서 소마운동을 통해 섬세한 움직임을 배우게 되면 되돌릴 수 있는 현상이다.

3) 트라우마반사 Trauma Reflex

사고가 나거나 상처를 입게 되면 트라우마반사가 활성화된다. 사고가 일어났을 때 더 큰 부상을 피하려고 몸을 비틀거나 회전하는 회피 동작을 통해서도 트라우마반사가 생긴다. 계단에서 미끄러지거나 발목 염좌가 생기는 것처럼 신체의 한 부위에 부상을 입게 되면 부상당한 부위에 가해지는 부담을 줄이려고 반대 방향의 허리 근육이 짧아지며, 모든 상처가 치료되어 정상으로 되돌아올 때까지는 이러한 무의식적인 보상 compensation 반응이 지속된다. 허리 근육이 단축되면 몸의 중심은 약간 비틀리는데 그 결과 허리의 측굴, 골반과 어깨, 등, 목의 회전이 일어난다. 이러한 현상은 시간이 갈수록 점점 더 복잡한 자세 불균형으로 이어진다. 트라우마반사가 생긴 몸을 방치하면 안 좋은 자세의 '습관화'가 일어나며 다리길이차이 변화, 비대칭적인 보행, 엉덩이와 무릎 근육의 긴장과 통증을 비롯한 만성근육통이 발생한다.

트라우마반사의 습관화로 인해 몸의 무게중심이 비틀린 결과 비대칭적인 보행이 생기는 현상을 한쪽 바퀴에 바람이 빠진 자동차에 비유할 수 있다. 몸이 한쪽으로 기울어 압력이 많이 가해지는 쪽 무릎과 다리에는 압력이 가해지지 않은 쪽보다 더 많은 부담이 걸린다. 그 결과 바람 빠진 바퀴와 차축을 지닌 자동차처럼 당신의 몸도 마찰로 인해 닳게 된다. 이 상태에서 걷거나 달리게 되면 몸 한쪽의 관절들에 다양한 문제가 발생한다.

최근엔 많은 의사들이 척추측만증을 트라우마의 결과로 이해하고 있다. 하지만 대부분의 전문가들이 단지 보조기를 차고 스트레칭을 하는 것 외에 별다른 치유법을 척추측만증 환자들에게 제시해주지 못하고 있다. 소마운동은 척추측만증으로 인해 척추만곡이 변하고 신체 정렬이 깨진 환자들에게 긍정적인 변화를 일으킬 수 있다.

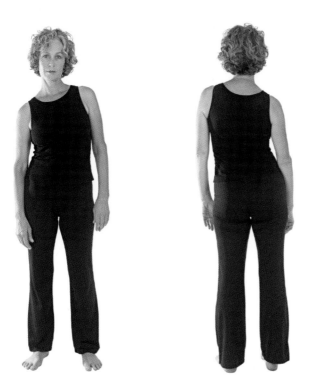

트라우마반사: 몸 한쪽에 사고와 상처가 생기면 이를 보상하려고 반대쪽 허리 근육이 단축된다.

7. 노화는 신화다

토마스 한나가 1988년 『소마틱스Somatics』란 책을 통해 충분히 이야기했음에도 불구하고 노화에 대한 잘못된 믿음은 크게 바뀌지 않고 있다. 나이가 들면 신체가 쇠퇴해서 붕괴하기 시작한다는 생각을 많은 이들이 당연하게 생각하다. 그래서 노쇠해지면 걷기, 테니스, 등산, 수영, 춤, 손자와 함께 공던지기 등과 같은 신체 활동에서 오는 즐거움을 접어야 한다고 여긴다. 너무도 많은 의료전문가들이 나이든 환자들에게 노화에 대한 잘못된 믿음에 기반한 절망의 씨앗을 뿌리고 있다.

'노인'에 대한 이미지가 어떠냐고 묻는다면 대부분의 사람들은 딱딱하고 삐꺼덕거리며 구부정하거나 움직임이 더딘 사람을 떠올린다. 이는 많은 노인들의 자세가 습관화된 근긴장으로 인해 정형화된 패턴을 보이기 때문이다. 하지만 단지 나이가 많이 든 사람들만 이런 자세를 하고 있는 것은 아니다. 안 좋은 자세를 지닌 젊은이들도 점차 증가하는 추세다. 젊은이들의 몸이 딱딱해지고 근육은 단축되며 움직임이 투박해지는 것은 나이 때문이 아니라 매일 몸에 쌓여가는 긴장 때문이다. 뇌가 스트레스를 받게 되면 어깨와 가슴, 허벅지 안쪽과 목 부위의 특정한 근육이 자극받아 긴장패턴이 몸에 각인되며 마침내 쉽게 이완시킬 수 없는 상태로 발전한다. 근육이 긴장되면 균형감각도 줄어든다. 이는 단축된 근육이 뼈를 당겨 관절이 비틀리며 그 결과 자세 불균형으로 이어지기 때문이다. 결국 만성근육통이 발생한다. 이렇게 비틀린 몸을 지닌 사람은 대부분 쉽게 피로해지고 무기력해져 늙었다는 느낌을 받게 된다.

나는 2006년에 원반던지기 시합을 하며 빠르게 움직이다 넘어진 적이 있다. 얼마간 절뚝거리면서도 남들에게는 별로 다치지 않은 것처럼 보이려 애썼고 마침내 엉덩이 통증이 모두 사라졌을 때는 정상적인 몸을 회복했다고 여겼다. 하지만 다리를 교차해서 앉거나 바닥에서 뛰어오르는 동작을 할 때 왼쪽 무릎이 아파오는 것이 아닌가. 당시 나는 한창 배우고 있던 소마운동을 다른 사람들에게도 알려주고 있을 때라 무릎 통증이 왜 일어나는지 원인을 알고 싶었다. 그 과정에서 무릎 문제에 관한한 전문가가 되었다.

무릎 통증은 약 8개월 동안 나를 짜증나게 했지만 생활에 지장을 줄 정도는 아니었다. 하지만 약간씩 남아서 괴롭히던 통증을 없애보려고 정형외과 의사를 찾아갔다. 우리가 나눈 대화를 들어보라.

의사가 한 손에 챠트를 들고 진료실 문을 열고 들어왔다. 그는 내 무릎을 검사하지도 않고 "무릎이 아프시다고요? 나이가 어떻게 되시죠?"라고 물었다.

나: 50이요.

의사: 네, 50세란 말이죠. 아마도 관절염이 아닐까 싶은데요.

나: 정말이요? 어째서 관절염에 걸린 거죠?

의사: 50세가 되면 다들 그런답니다. 관절이 노화되어 관절염으로 발전하죠.

나: 얼마 전까지만 해도 아무런 통증 없이도 무릎을 구부렸다 폈다 동작을 할 수 있었거든요. 그런데 지금은 앉았다 일어날 때 통증이 발생합니다.

의사: 나이에 상관없이 무릎 운동을 할 수 있다고 생각하세요? 환자분 나이라면 무릎 관절이 상하는 게 당연합니다. 확실히 관절염 같아요. 그래서 아픈 겁니다.

무릎에 손 한번 대보지 않고, 관절가동범위도 확인하지 않고서 의사는 나이 때문에 무릎 문제가 발생했다고 진단 내렸다.

엑스레이를 찍고 MRI 촬영도 한 다음에 다른 의사를 찾아갔다. 그는 내 MRI 사진을 보고 나서 무릎의 반달연골이 찢겨 통증이 발생한 거라고 했다. 관절염이 아니었다. 그는 "무릎에 관절염 관련 흔적이 전혀 없습니다"라고 진단했다.

본능적으로 난 관절염이 아니라는 걸 알고 있었다. 소마관점에서 느꼈던 것이 옳았다. 하지만 처음 만났던 그 정형외과 의사는 여전히 노화에 대한 잘못된 생각을 기반으로 자신의 환자를 진단하고 있을 것이다. 나이 50이 되면 관절염이 생기는 것은 당연한 일이니 천천히 걷고 주위를 살피며 주의하라는 충고를 내리면서 말이다. 하지만 걱정할 건 없다. 50세 아니라 그 이상의 나이에도 매일 먼 거리를 걸어 다니는 사람들이 세상엔 가득하다. 요리하고 버스를 기다리며 화장실에 가는 중에 무릎을 구부리는 것은 나이와 상관없이 아무 문제없이도 할 수 있는 일이다.

나이가 들면서 몸이 구부정해지니 "점점 늙어가나 봐. 원래 그런 거지. 의사도 이게 정상이라고 하더라"라며 한숨 쉬는 친구들과 고객들을 자주 본다. 그들은 '노화'라는 진단을 받고, 약을 복용하며 나이 들면 노쇠해져 움직임이 떨어지는 현상을 당연하다고 여기며 살아간다.

소마틱스 원리를 이해하면 나이가 들수록 우아하고 효율적인 움직임을 즐길 수 있다. 인간은 적응adaptation하는 동물이다. 자신의 삶에 적응하고, 자신이 겪는 모든 일들에 적응한다. 살아가는 환경이 변하기 때문에 매일같이 우리는 변해간다. 결국 몸도 변한다. 그러므로 건강한 방식으로 변화에 적응하는 법을 배워야 한다. 소마틱스는 매일같이 변화하는 삶에 당신의 뇌를 적응시키는 법을 알려주는 학문이다.

나에게 소마운동을 배우는 학생이 의아한 표정으로 질문했다. "선생님은 소마틱스를 가르치시는 분인데 왜 계속 운동을 해야만 하나요? 왜 몸에 문제가 계속 생기는 거죠? 제 말은, 선생님은 늘 몸이 좋아야 하는 것 아닌가요?" 물론 나는 비슷한 또래와 비교해서 굉장히 건강한 편이다. 하지만 항상 건강한 건 아니다. 왜 그럴까? 매일 새로운 변화와 도전 상황이 생기기 때문이다. 살아가며 겪게 되는 질병과 통증 그리고 신체를 '고정'시키는 모든 문제를 다 통제한다는 것은 결코 쉬운 게 아니다. 삶은 정지해 있지 않다. 삶은 움직임이며 변화다! 우리가 할 수 있는 일은 만성통증을 유발시키고 협응력과 유연성을 떨어뜨리는 '비기능적인 근긴장패턴'을 최대한 제거하는 것이다.

나는 약 15년 동안 무릎이 안 좋아서 다리를 교차해 앉거나 무릎 꿇는 동작을 할 수 없었다. 고관절 부근에서는 통증이 왔다 갔다 했으며 강한 운동을 하고나서는 늘 한쪽 엉덩이에 통증이 발생했다. 현재 나는 요가 클래스를 진행하며 다리를 꼬고 원하는 만큼 오랫동안 생활할 수 있다. 통증과 불편함 없이도 무릎 꿇고 장시간 앉아있을 수 있으며 강한 운동을 하면서도 별 문제가 없다. 하지만 난 계속해서 소마운동을 하며 몸에 쌓인 긴장을 제거한다. 왜냐면 감각운동기억상실증을 유발시키는 컴퓨터, 운전, 반복되는 일상 업무 속에서 빠르게 변화하는 21세기를 살아가고 있기 때문이다. 컴퓨터 앞에 앉아 활동성이 떨어지는 작업을 하다보면 내 엉덩이 주변 근육이 긴장하며 약간씩 통증이 올라올 때면, 이제는 그 상황을 어떻게 되돌릴 수 있는지도 잘 알고 있다는 점이 이전과의 차이점이다.

몸의 유연성과 웰빙 정도를 결정하는 것은 나이가 아니다. 나이에 따라 어떤 삶의 태도를 갖느냐가 중요하다. 밖에 나가 뛰어 노는 것보다 컴퓨터 앞에서 더 많은 시간을 보내는 아이들에게서 근골격계 질환을 앓고 있는 어른들과 비슷한 정도의 신체 손상과 트라우마 또는 성인병이 발생하고 있다. 어른이든 아이든 할 것 없이 스스로의 건강을 스스로 책임져야 하는 시대다. 토마스 한나는 다음과 같이 말한다.

"나이 들면서 점점 현명해지지 못한다면
무언가 좋지 못한 일이 일어날 것이다."

8. 삶은 움직임이다

근골격계 통증을 호소하는 환자에게 "운동하지 마세요", "조심하세요", 또는 "천천히 움직이세요"라는 식의 충고를 하는 의료전문가들이 많다. 때론 그들의 조언이 적절할 때도 있다. 뼈가 부러지거나 근육이 찢긴 경우가 그렇다. 이런 경우 외에는 대부분 그러한 조언이 적절하지 않다. 운동을 하는 것 자체가 어려운 사람들도 있다. 하지만 문제는 운동이 아니라 운동하는 방식에 있다. 문제를 일으키는 운동을 한다면 당연히 몸에 안 좋은 영향이 간다.

인간은 움직임을 높이는 방향으로 진화해왔다. 우리는 움직임을 통해 무언가를 배우기 때문에 움직임은 삶 자체라고도 할 수도 있다. 체육관에서만 운동을 해야 한다는 것은 말이 안 된다. 인간이라는 종은 하루에 몇 킬로미터를 걷고, 뛰고, 쪼그리고 앉은 후 뛰어오르고, 먹을 것을 구하러 나무에 올라갔다 내려온 후 쉬는 동작을 하며 진화해왔다. 그렇기 때문에 인체는 엄청난 운동량을 감당할 수 있는 구조를 하고 있다. 하지만 현대를 살아가는 사람들은 움직임이 줄어든 삶을 살고 있다. 오랜 시간 컴퓨터 앞에 한 자세로 앉아서 보내고, 걷는 대신 운전을 하며, 예전엔 직접 들어 올리거나 이동시키고, 밀고 당기던 일들을 지금은 기계를 활용해 한다. "당신은 더 이상 젊은이가 아니에요. 천천히 움직이세요"라는 충고는 건강을 악화시키고 노화를 조장하며 감각운동기억상실증이 가득한 삶으로의 초대장이다.

아이였을 때는 모두가 몸을 움직이는 것에 익숙했으며 자신의 몸에 대한 감각도 살아있었다. 하지만 학교에 가면 선생님이 "똑바로 앉으세요. 손은 책상 위에 놓고 눈은 칠판을 보세요. 옆의 친구랑 얘기하지 마세요"라고 명령한다. 몸에 불편한 느낌이 들더라도 선생님 말씀에 복종해야만 했다. 그 결과 우리의 뇌는 신체 내부감각에 대한 관심을 끊게 되었다. 가만히 앉아 적게 움직이는 삶은 자신의 신체 감각을 상실하는 시작점이다. 몸에 대한 인지awareness는 웰빙에 반드시 필요한 요소인데 그걸 상실한 삶을 살고 있는 것이다.

그리스 델포이 신전에 새겨진 "너 자신을 알라"는 문구야말로 유연성, 통제력, 균형과 협응력을 지닌 채 움직이는 방법을 전해주는 최고의 조언이다. 자기 자신을 알고 자신에게 관심을 두는 일이야말로 자기감지, 자기교정, 그리고 궁극적으로는 자기치유로 가는 지름길이다. 자신의 몸이 유연한지 그렇지 않은지, 잘 움직이는지 움직임이 떨어지는지 스스로 감지해보라. 몸의 감각에 귀를 기울이고 내부에서 전해지는 아름다움과 생명력에 감사함을 지녀라.

9. 단순한 스트레칭은 효과가 없다

근육이 단축될 때마다 나는 스트레칭 하라는 조언을 들었다. 한 다리를 들어 올려 귀에 닿을 정도의 유연성을 갖게 되었지만 이게 부상을 방지해주지는 못했다. 그러면서 점점 스트레칭을 잘하는 게 전부가 아니라는 사실을 깨닫게 되었다. 단순한 스트레칭만으로는 효과가 없다.

"뭐라구요. 전 살아오면서 계속 스트레칭 운동을 해왔단 말이에요"라고 항변하는 사람이 있을 것이다. 물론 당신은 유연하다. 하지만 아마도 '스트레칭' 되고나서 이완되는 명확한 느낌은 받지 못했을 수 있다. 심지어 지나치게 스트레칭이 일어나 헐렁한 느낌이 들 수도 있다. 그렇게 스트레칭을 열심히 했는데도 쉽게 부상을 입고 근육 한두 부위의 긴장이 계속 남아있다는 것을 확인할 수 있을 것이다. 몸이 쭉쭉 잘 늘어나는 사람을 보면 대부분 어떤 힘을 느낀다. 하지만 힘 때문에 오히려 자신이 원하는 것을 달성하지 못할 때도 많다.

요즘은 다양한 형태의 스트레칭 방법을 배울 수 있다. 어떤 것들은 체육관에서 배웠던 일반적인 형태의 정적 스트레칭보다 뭔가 더 '고급스런' 이름을 달고 있다. 당신은 아마도 몸을 앞으로 굽혀 발가락 끝을 잡는 스트레칭을 배운 적이 있을 것이다. 뻣뻣한 허벅지 뒤쪽 근육이 당겨질 때 비명이 나올 것 같은데도 "그 자세로 가만히 있으세요"라는 말에 어쩔 수 없이 참았던 기억이 있지 않은가? 요즘은 '다이나믹 스트레칭', '저항 스트레칭', 그리고 '능동적 고립 스트레칭AIS, Active Isolated Stretching' 등과 같은 진보된 스트레칭도 배울 수 있다. 어떤 기법들은 꽤 효과가 있다. 하지만 대부분 내용이 복잡하고 때론 약간 상업적이라는 느낌도 받는다. 또 어떤 기법들은 반드시 전문가의 도움을 받아야만 한다는 점을 내세운다. 어떤 이름을 지닌 스트레칭 테크닉이든 그 본질은 신체를 당기는 것에 있다. 좀 더 쉽게 설명하면 다음과 같다.

1) 근육은 뼈에 달라붙어 있고 뼈는 근육이 움직이지 않으면 결코 움직이지 않는다.
2) 근육은 뇌에서 명령이 직접 내려오지 않으면 결코 움직이지 않는다.
3) 뇌는 몸 전체의 근육계를 지배한다. 다시 말해 근육은 중추신경계의 통제를 받는다.
4) 늘리고 싶은 근육이 어느 정도 단축되었거나 긴장이 있다고 가정한 상태에서 당신은 스트레칭을 한다.

이제 논리적으로 생각해보자. 만성적으로 긴장된 근육이 있다고 가정해보자. 어떤 이유로든 뇌에서 불수의적인 통제를 담당하는 부분이 긴장된 근육에게 계속 긴장하고 있으라는 명령을 내리고 있다. 그 근육은 더 이상 의식적이고 수의적인 통제를 받고 있지 않다. 그런데 단지 물리적인 힘이나 중력을 활용해 근육의 길이를 늘리려고 한다면? 글쎄, 단지 물리적인 결과만 있을 뿐이다. 이러한 스트레칭에는 '뇌의 적극적이고 신중한 참여'가 포함되어 있지 않다. 근육을 통제하는 것은 뇌라는 점을 기억하라.

긴장된 근육을 최대로 당기게 되면 신장반사Stretch Reflex라고 부르는 척추반사가 생긴다. 신장반사는 우리 몸을 보호하는 반사이다. 신장반사가 생기면 과도한 스트레칭으로부터 우리 몸을 보호하려고 이에 저항하는 근수축이 발생한다. 이때 신경계는 "그만, 멈춰!"라는 신호를 보낸다. 이는 신경계가 당신을 보호하려는 자연스러운 현상이다. 그런데도 이러한 신장반사 원리를 무시한 채 운동을 하게 되면 긴장됐던 근육은 더욱 더 단축되고 심해지면 근육 염좌와 파열로 이어질 수도 있다.

도대체 무엇이 문제인가? 더 나은 통제력과 유연성을 확보하기 위해서는 '뇌를 참여'시켜야 한다. 근육에 이완하라는 신호를 보내는 '뇌의 참여'가 있어야 근긴장의 악순환 사이클을 깨뜨릴 수 있다.

동물은 고정된 형태의 운동패턴을 타고 나지만, 인간은 태어난 후 수년 동안 점차적으로 움직임을 통해 '학습'을 한다. 따라서 인간의 움직임을 높이기 위해서는 시작부터 동물과는 다른 방식으로 접근해야 한다. 아이들은 태어난 후 흡입반사sucking reflex, 파악반사grasping reflex, 그리고 굴곡반사flexion reflex 등과 같은 일련의 원시반사를 시작으로 세상을 탐험해나가며 점점 감각운동피드백과 반복 동작을 통해 삶에 적응할 수 있는 움직임을 정교하게 다듬어나간다. 예를 들어 아이들은 스스로 음식을 먹을 수 있을 때까지 도구를 들어 입으로 가져가는 동작을 계속 반복한다. 이렇게 음식 먹기가 성공적으로 이루어지려면 몇 개월이 걸린다. 기기, 걷기, 달리기, 그리고 팔다리를 자유롭게 움직이기 위해서는 꾸준하고 인내심어린 탐험, 피드백, 그리고 반복이 필요하다. 또 새로운 움직임 패턴을 학습하려면 뇌는 추가 정보를 처리하고 새로운 기술을 익히는데 필요한 '습관habit'을 개발시켜야 한다. 이 모든 과정은 신경계에서 일어난다. 이게 바로 '뇌가 움직임에 참여한다brain engagement in action'는 말의 의미이다.

이러한 탐험–피드백–반복exploration-feedback-repetition 과정을 볼 때 뇌는 오직 움직임을 통해서만 근육을 통제하는 법을 '학습'한다는 사실을 알 수 있다. 이는 통증과 근육 기능장애를 다루는 법을 이해하는 데 매우 중요한 개념이다. 자신의 몸이 어떻게 움직이는지, 또는 살아오면서 어떤 방식의 움직임에 적응해왔는지 의식을 집중하여 인지한다면 몸과 근육을 통제할 수 있게 될 것이다.

10. 팬디큘레이션

스트레칭을 대체할 수 있는 방법이 있다. 뇌를 깨워 근육과 연결시키는 접근법이 그것이다. 이는 자신의 몸에서 어떤 일이 일어나는지 '인지'하는 것으로 마치 스위치를 켜서 전등을 밝히는 것과 비슷하다. 뇌가 근육과 의식적으로 연결되었을 때에만 진정한 변화를 만들 수 있다. 근육을 단순히 당기거나 늘리는 것만으로는 부족하다. 뇌를 움직임에 참여시키는 접근법을 통해서만 긴장된 근육을 제대로 이완시킬 수 있다는 말이다.

뇌를 참여시키는 방법. 이를 팬디큘레이션(pandiculation은 '기지개'라는 의미를 지닌 단어지만 소마운동의 중요한 개념이므로 '팬디큘레이션'으로 고유명사처럼 쓴다)이라고 부른다. 개와 고양이가 소파에서 일어나 팔을 뻗고 몸 한쪽을 늘리고 나서 반대쪽도 늘리는 모습을 자세히 관찰해본 적이 있는가? 그 모습이 마치 스트레칭 하는 것처럼 보이지만 사실은 그렇지 않다. 모든 동물들은 팬디큘레이션을 한다. 어느 정도의 근수축을 유지한 상태에서 몸 전체의 근육을 신장시킨다. 근육을 수축contraction하면서 동시에 능동적으로 신장lengthening시킨다는 말이다. 마치 몸 전체를 이용해 기지개를 켜는 것처럼 보이는 이런 동작은 동물의 몸에 내재되어 있으며 자동적으로 이루어진다. 그래서 대부분의 동물들은 쉬었다가 일어날 때마다 기지개를 켜며, 때로는 하루에 42회나 그런 동작을 한다. 인간도 잠자리에서 일어날 때 하품을 하고, 허리에 아치를 만들며 다리를 쭉 펴는 동작을 하는데 이것도 팬디큘레이션의 일종이다. 하지만 동물과 달리 인간의 팬디큘레이션은 중추신경계 레벨에서 이루어진다.

이제 막 잠자리에서 일어난 것처럼 몸을 움직여보라. 처음엔 하품을 하며 팔을 안쪽으로 수축했다가 천천히 밖으로 뻗는 동작을 하지 않는가? 동시에 등과 허리의 근육도 수축되는 느낌이 날 것이다. 이 동작을 하면 정말 느낌이 좋다. 당연하다. 근육을 수축하면서 동시에 신장시키는 과정에서 엄청난 감각운동피드백이 중추신경계에서 일어났기 때문이다. 신경계가 근육계를 깨우며 움직일 준비를 하는 과정에서, 기지개 동작을 통해 긴장이 쌓였던 근육이 리세팅resetting 되어 그토록 기분 좋은 느낌이 나는 것이다.

컴퓨터 세대가 이해하기 쉬운 비유를 들어보자. 뇌는 컴퓨터다. 근육계를 통제하는 당신의 뇌가 루핑(looping, 데이터가 과도하게 전송되어 데이터 전송 불능상태에 빠진 것) 상태에 빠져 원하는 대로 작동하지 않는다고 가정해보자. 루핑 상태에 빠진 컴퓨터를 재구동 시키려면 오작동하는 프로그램을 강압적으로 끊고 새로운 정보를 입력해야만 한다.

이는 몸에서도 마찬가지다. '교통정체' 상태에 빠져 긴장된 근육을 깨우기 위해서는 그 근육이 지닌 장력 이상의 수의적/의식적 수축이 가해져야만 한다. 그럴 때만이 뇌는 시스템을 자동으로 리세팅 한다. 이는 컴퓨터에서 Ctrl, Alt, Delete 키를 동시에 누르는 것과 비슷하다. 다른 접근법들과 토마스 한나가 개발한 소마운동의 다른 점이 바로 여기에 있다. 반복되는 일상에 적응한 신체를 새롭게 작동하도록 리세팅 하는 기법이 바로 소마운동이다.

팬디큘레이션은 근육을 의식적/수의적으로 수축하는 작업이다. 긴장된 근육을 보다 더 강하게 긴장/수축시킨 후 천천히 능동적으로 신장시키고 나서 이완시키는 과정은 앞에서 설명한 하품하며 기지개 켜는 동작과 닮았다. 이때의 '신장'은 자신에게 편안한 범위 안에서 일어나야 하며 한계치를 넘어가서는 안 된다. 강압적인 힘을 주지 않고 움직일 수 있는 끝점까지 천천히 그리고 능동적으로 신장시켜야 한다는 말이다. 그러므로 소마운동을 하면 할수록 더 깊은 근육 신장과 이완이 발생한다. 신체 내부 감각에 의식을 집중함으로써 근육에 대한 통제력을 되찾을 수 있고, 이 과정에서 뇌에 더 많은 피드백과 자극을 가할 수 있다. 이는 당신의 뇌가 근육을 이완시킬 수 있는 방법을 '능동적으로 학습'하게 하는 것으로써 최고의 신경근트레이닝neuromuscular training이다. 뇌에 전해지는 감각 자극이 많아지면 더 많은 정보를 뇌가 처리하기 때문에 신체 내부에서 발생하는 변화를 더 빠르게 처리할 수 있다. 뇌로 들어오는 정보가 풍부해졌기 때문이다.

팬디큘레이션이 무엇이고 어떻게 작동하는지 다시 한번 살펴보기로 하자. 모든 단순 반복 작업은 근육을 긴장 또는 '동결frozen'시킨다. 컴퓨터 앞에 구부정하게 앉아 팔을 긴장시키는 자세처럼 당신 몸에 습관화된 안 좋은 신체패턴이 어떠하든지 간에 뇌는 거기에 맞게 근육 길이를 설정한다. 수축–신장–이완contracting-lengthening-relaxing으로 이어지는 팬디큘레이션 과정을 통해 뇌는 몸에 이미 각인된 근육 길이를 재설정할 수 있다. 습관화를 통해 짧아진 지점 이상으로 수축을 하고, 이전에 늘어날 수 있었던 범위 이상으로 늘려주고 이완시키는 과정이 팬디큘레이션이다.

팬디큘레이션은 '뇌의 운동피질을 리세팅 시키는 근육의 의식적/수의적인 수축과 신장'으로 정의할 수 있다. 팬디큘레이션은 교통정체 상태에 빠진 근육을 수축 한계 이상으로 의식적/수의적인 수축을 하는 것에서부터 시작된다. 이를 통해 뇌는 습관화된 긴장패턴을 극복할 수 있다.

〈팬디큘레이션 3단계〉
1) 수축contracting – 단축된 근육과 근육들을 한계점 이상으로 수축시킨다.
2) 신장lengthening – 수축한 근육을 통증이 일어나지 않는 편안한 범위 안에서 최대한 신장시킨다.
3) 이완relaxing – 수축/신장을 한 근육을 완전히 이완시킨다.

단축된 근육을 한계점 이상으로 수축하지 않으면 근육이 완전히 이완되지 않는다. 왜 그럴까? 수축이 부족하다면 뇌가 제대로 된 피드백을 받지 못해 단축된 근육을 원래 길이로 리세팅 하지 못하기 때문이다. 근육을 단순히 수축했다 이완하는 것과 수축후 천천히 신장시키는 것의 차이를 이해하는 것이 중요하다. 이완하는 것만으로는 해당 근육의 통제력을 높이거나 길이를 늘리지 못한다. 양쪽 어깨 근육(견갑골 양쪽)을 강하게 수축하며 양손으로 귀를 잡은 후 이완시켜보라. 이런 동작만으로는 '교통정체'가 일어난 문제의 근육이 어디에 있는지, 또는 긴장된 근육과 이완된 근육의 차이가 어떠한지 도무지 알 수 없다. 이번에는 양쪽 어깨 근육을 강하게 수축한 다음 천천히 신장시킨 다음(등을 둥그렇게 만들고 가슴을 모으는 동작) 이완시켜보라. 이렇게 하면 당신이 하는 동작에 훨씬 더 의식 집중이 많이 일어날 것이다. 뇌가 근육이 만들어내는 동작에 참여하면 '기억상실' 상태에 빠진 근육이 성공적으로 풀려나가며 전체적인 관절가동범위가 증가한다. 결과적으로 수축하고 이완시키는 능력 모두가 좋아진다.

11. 코어강화의 허실

요즈음 피트니스 업계에서는 "코어를 강화시켜라"라는 말이 마치 주문처럼 성행하고 있다. 유명한 남성 잡지를 한번 살펴보기 바란다. 첫 페이지를 장식하는 그림은 대부분 '식스팩'을 하고 있는 젊은 남자다. 이런 그림을 보는 사람들은 대부분 복근이 멋있으면 건강한 것이고 통증도 없을 거라 착각한다. 불행이도 이는 잘못된 생각이다. 운동선수, 댄서, 요가 전문가, 심지어 필라테스 강사들까지도 대부분 강력한 코어를 지니고 있지만 근육통에서 자유롭지 못하다. 나에게 소마운동 레슨을 받는 고객들 중 많은 분들이 요통을 달고 사는데도 "내가 좀 더 강력한 복근이 있었더라면 허리가 아프지 않았을 텐데…"하고 한탄하는 모습을 종종 본다.

물론 적절하게 단련되어 알맞은 톤을 지닌 복근은 건강에 매우 중요한 요소이다. 하지만 복근이 얼마나 단단하고 멋있느냐 하는 것보다 더 중요한 것은 적절한 톤을 지닌 복근의 균형과 협응력이다. 원하는 동작을 하는데 필요한 적절한 근육을 지니고, 큰 힘이 들지 않고도 그 일을 할 수 있다면 가장 이상적이다. 또한 원하는 동작을 다 하고 나서 얼마든지 정상 상태로 근육을 이완시킬 수 있다면 금상첨화다.

코어를 강화시키는 데 가장 도움이 되는 테크닉은 전신운동이다. 몸의 전체 시스템 균형을 유지한 상태에서 동작을 할 수 있다면 복근을 긴장시키고 이완시키는 일이 자연스럽게 이루어진다. 주변에 있는 아이들을 살펴보라. 그들은 달리고, 앉고, 구부리고, 기어오르고, 팔다리를 뻗거나 밀고 당길 때 복부를 잔뜩 긴장한 채 동작을 하지 않는다. 아이들은 이완되어 있으면서도 언제든지 수축할 준비가 되어있는 복근을 지니고 있으며 몸 전체가 놀이를 하는 데 적합한 균형과 협응력을 갖추고 있다. 다시 말해, 상하, 좌우, 전후 어느 방향으로든 민첩하게 움직일 수 있도록 몸 전체 시스템이 준비되어 있다. 아이들은 건강하면서도 강하다. 그 이유는 윗몸 일으키기나 복근 단련 운동을 열심히 하기 때문이 아니라 몸 전체를 활발히 움직이며 놀기 때문이다.

당신의 코어 근육을 강화시키고 싶다면, 스포츠 센터에서 특정 부위를 단련하려고 땀 흘리며 반복해서 운동하는 것보다는 몸 전체를 즐겁게 움직일 수 있는 운동을 찾는 편이 더 낫다. 전신운동을 했을 때 감각운동피드백과 균형이 훨씬 더 계발된다. 코어를 강화시킨다는 명분으로 특정한 단일 근육이나 몇 개의 근육들을 분리해서 반복 단련하는 것은 기능적 운동functional movement도 아니며, 오히려 근긴장을 유발할 수 있다. 유동적인 움직임fluid movement을 원한다면 코어를 강화한다는 개념 자체에 대해 다시 생각해보아야 한다.

12. 즐겨라

나는 프랭크 포렌키치Frank Forencich가 쓴 『삶을 즐겨라Play as if Your Life Depends on It』라는 책에 나오는 다음 문구를 좋아한다.

경고: 몸을 움직이지 않고 하는 건강 프로그램을 시작하기 전에 의사와 상담하라.
가만히 앉아 있는 것은 비정상적이며 건강에도 해롭다.

이 책에서 배우는 소마운동을 하기 위해서는 특별한 장소가 필요치 않다. 소마운동은 당신이 좋아하는 다른 활동을 할 수 있도록 몸을 '준비'시켜준다. 개나 고양이가 잠자리에서 일어나 기지개를 켜는 것처럼 소마운동으로 몸을 활성화시키고 밖으로 나가 원하는 일을 하라. 인간의 몸은 활동적인 움직임을 잘 할 수 있도록 디자인되어 있고, 두뇌는 움직임을 통해 학습하는 것에 최적화되어 있다. 매일 활발히 움직이면 뇌의 복원력은 높아지고, 뇌세포도 성장하며, 감정상태도 좋아진다. 또한 학습장애와 행동장애도 개선된다는 긍정적인 연구 결과가 쏟아져 나오고 있다. 더 많이 움직일수록 인간은 더욱 현명해지고 또 집중력도 높아진다. 나이가 들어서도 건강하고 강한 몸을 유지하고 싶다면 움직여야 한다. 움직이지 않고 건강해질 방법을 찾지 말라.

소마운동 이후 너무도 쉽게 몸이 이완되고 기분 좋은 느낌을 체험한 것에 대해 깜짝 놀라는 이들이 많다. 이 책에 제시된 소마운동 동작은 정말 쉽지만 효과가 좋아 그 결과를 못 믿으며 뭔가 속임수가 있지 않느냐 묻는 이들도 있다. 속임수는 없다. 새롭고 다른 무언가를 배운 후에 오는 뇌와 근육의 만족감 때문에 그런 느낌이 드는 것이다.

소마운동을 배운 사람이 그토록 놀란 이유는 무얼까? 대부분의 사람들은 어떤 운동을 통해 이전보다 더 강한 몸을 지니려면 '활활 타오르는' 느낌이 들 정도로 노력해야 한다고 여긴다. 고통이 없으면 얻는 것도 없다는 생각을 하는 거다. 물론 엘리트 선수나 댄서가 되거나, 에베레스트 산을 등반하고 익스트림 스포츠를 하겠다면 오랜 시간 트레이닝을 받아야 하며 이 과정에서 매일 근육통을 달고 살아야 할 것이다. 자신의 신체를 이렇게 강하게 몰아붙이는 운동을 한다면 어느 정도 고통을 감내해야 한다는 사실을 나도 살아오면서 겪은 경험을 통해 잘 알고 있다. 하지만 왕년의 댄서로써 이야기 하자면, 감각운동피드백을 높이는 소마운동과 같은 종류의 접근법을 통해 자신의 신체가 공간상에서 어떤 위치에 있고, 움직임을 어떻게 통제할 수 있을지 인지하는 것이야말로 진정으로 원하는 운동을 마스터하는 지름길이다. 발과 다리, 엉덩이와 허리, 어깨와 목이 어떤 관계성을 갖고 움직이는지 감지할 수 있다면 큰 힘을 들이지 않고도 효율적으로 움직일 수 있다. 이런 능력을 얻는 데 나이가 크게 문제되지 않는다.

아이를 들어올리고, 식료품 바구니를 운반하며, 먼 거리를 걷거나 뛰면서 운동을 즐기는 데 필요한 근력과 근지구력을 기르는 것도 마찬가지다. 한계 이상으로 과도한 고통을 겪으며 지나치게 자신을 괴롭히지 않아도 얼마든지 원하는 목적을 달성할 수 있다. 나이와는 상관이 없다. 물론 어느 정도의 노력은 필요하다. 아무리 효과 좋은 약을 복용한다 해도 하루아침에 랜스 암스트롱Lance Armstrong('사이클 황제'로 불렸던 미국의 프로 사이클 선수)처럼 강한 인간이 될 수 있는 것은 아니다. 그렇게 되려면 끊임없는 노력이 필요하다. 하지만 당신이 무슨 운동을 하든 가장 중요한 것은 근육에 대한 인지를 통해 통제력을 높이는 일이다. 감각운동피드백을 하지 않고 무작정 운동하게 된다면 신체가 망가졌을 때 자신이 통제력을 잃었다는 사실을 깨닫게 될 것이다.

가치 있는 일은 집착이 없어야 이루어진다. - 작자 미상

어떤 종류의 운동을 해야 하냐고 내게 조언을 구하는 사람들이 간혹 있다. 그들은 통증을 일으키는 반복 운동을 다시 하길 꺼린다. 어떤 이는 자신이 예전에 했던 요가, 테니스, 필라테스, 등산, 그리고 달리기 등을 다시 하고 싶다고 하지만 그 운동을 했을 때 또 다시 아프지 않을지는 장담할 수 없다고 호소한다. 나는 그들에게 소마운동을 매일 하면 몸에 대한 인지가 높아져 자신이 하는 동작을 통제하는 데 큰 도움이 될 거라고 얘기해주었다. 인지가 높아질수록 부상을 당할 확률도 낮아지며 몸을 손상시키지 않고도 기능을 증진시킬 수 있다. 한계 이상으로 몸을 혹사시킨다 하더라도 소마운동을 통해 몸과 근육을 리세팅 할 수 있다.

많은 이들이 자신이 하는 운동을 지루하고, 정말 재미없다 여긴다. 그래서 좋아서 체육관에 가는 게 아니라 가지 않으면 안 될 것 같아서 간다고 투덜거린다. 어떤 이는 개인 트레이너를 두고 막대한 비용을 투자해 끔찍할 정도로 자신을 혹사시킨다. 왜 이런 일들이 일어나는 걸까? 아마도 모든 운동의 가장 중요한 원칙인 "재미가 있어야 한다"는 대원칙을 망각하기 때문일 것이다.

자신이 하는 운동이 재미있다면 그걸 조금 더 열심히 반복하겠지만 그렇지 않다면 하지 않을 100만 가지 핑계를 댄다. 이 경우 체육관이나 운동 센터에 나가는 것은 정말 고역이며, 같은 동작을 반복하고 런닝머신 위에서 걷는 것도 못할 짓이다. 즐거워서 운동하는 게 아니라 해야만 한다는 강박에 못 이겨 하는 운동은 이렇게 괴로움만을 선사한다.

운동exercise과 움직임movement의 차이를 이해하는 것도 중요하다. 운동은 '힘을 늘리고 숙련도를 높여 특정한 목적을 달성하려는 반복적인 활동'이며, 움직임은 '일상생활

의 기능적인 측면을 증진시키는 유동적인 활동'으로 정의할 수 있다. 이렇게 유동적인 움직임으로 가득한 삶은 특정한 운동이 필요치 않다.

"밖에 나가서 그냥 걷는 게 좋아요"라는 말을 하는 사람들도 종종 만나는데 그들을 보면 왠지 기분이 좋다. 말을 하며 뭔가 부끄러운 표정을 보이지만 내가 보기에 그들은 올바른 길을 가고 있다. 그냥 걷는 운동도 자신이 좋아하는 것이라면 얼마든지 계속 해도 된다고 생각한다. 피트니스 센터에 나가는 일이 즐거우면 계속 나가라. 즐겁지 않다 해도 걱정할 것은 없다. 세상엔 즐겁지 않은 운동을 대체할 수 있는 수십 가지 즐거운 운동들이 있다. 다음에 제시하는 간단한 방법들도 그게 즐겁기만 하다면 얼마든지 훌륭한 운동이다.

1) 걷기

앤드류 웨일Adrew Weil 박사는 그의 책 『자연스러운 치유Spontaneous Healing』에서 두 발로 걷는 것이야말로 전 세계 사람들의 가장 기본적인 이동 방법이며, 그들이 매일 하는 '운동'이라는 말을 한다. 또한 걷기는 유산소 운동이기도 하며 고유수용감각뿐만 아니라 신경근을 계발하는 데에도 도움이 된다고 덧붙인다. 걷기는 교차패턴cross-patterned 운동이며 이 책에서 선보이는 소마운동과 여러모로 공통된 부분이 많다. 걸을 때 인간은 팔과 다리를 반대 방향으로 교차해서 움직인다. 교차패턴 동작은, 기기를 시작한 아이들을 봐도 알겠지만, 두뇌 발달과 밀접한 관련을 맺고 있다. 팔다리를 교차해서 움직이면 중추신경계가 상호 협조하는 능력도 높아진다.

걷기는 인간의 진화 과정에서도 가장 중요한 적응과 생존 메커니즘이다. 인간은 장거리를 걸을 수 있는 몸으로 진화해왔으며, 그렇기 때문에 팔과 어깨는 다리, 골반과 상호 균형을 이루고 있다. 수렵과 채집을 하던 인간의 조상들은 먹을 것을 구하려고 하루 13킬로미터를 걸어 다녔다고 한다. 요즘도 많은 개발도상국 사람들은 하루 8~16 킬로미터 정도의 거리를 걸어 다니며 생계를 꾸려나가고 있다. 걷고, 등산하는 것과 같은 야외 활동은 뇌를 자극하고 마음을 안정시킨다. 당신이 살고 있는 주변 환경을 살펴보고 밖으로 나가 맑은 공기로 폐를 가득 채워라. 이 과정에서 자신이 어떻게 걷는지 관찰하라. 슈퍼와 동네 공원 또는 근처에 있는 산을 목적지로 설정하고 걷기를 실천하라.

2) 춤

놀이와 마찬가지로 춤은 우리의 머나먼 조상들의 자연숭배 예식에서부터 애용되어 온 매우 오래된 형태의 운동이다. 세계의 다양한 문화권 사람들도 함께 모이면 춤을 추곤 한다. 젊은이 늙은이 뚱뚱이 홀쭉이 할 것 없이 사교 생활을 즐기는 수단으로 춤을 춘다. 춤을 따로 배우지 않아도 상관없다. 춤을 추다보면 균형감각이 좋아지며 자신이 나이 들었다는 사실을 잊게 된다. 많은 이들이 여가를 활용해 즐겁게 시간을 보낼 수 있다는 장점뿐만 아니라, 춤은 뇌와 근육을 연결시켜주어 감각운동학습sensory motor learning 능력, 고유수용감각 그리고 협응력까지 높여주는 효용도 있다. 그래서 나는 고객들에게 집에 가서 좋아하는 음악을 틀어놓고 그냥 음악에 맞춰 춤을 춰보라고 권할 때도 많다.

3) 놀이

놀이야말로 주변에서 가장 쉽게 볼 수 있는 가장 오래된 유형의 운동이다. 어린 동물도 놀고, 어린이들도 놀고, 갓난아이들도 논다. 그러니 당신도 놀아라. 아이들은 잠깐 쉴 때를 제외하고 몇 시간이고 논다. 논다는 것은 사회적이며 육체적인 경험이다. 아이들은 자신이 하는 놀이를 변화시키고, 새로운 규칙을 만든다. 때론 시작했다 금방 그치지만 놀이 자체를 결코 질려하지 않는다. 그들은 놀이를 통해 세상을 배운다. 놀지 않는 아이들은 온갖 종류의 질병에 시달릴 것이다. 그러므로 논다는 것은 아이에게 '운동'이라고 할 수 있다. 놀이에 기반을 둔 피트니스 프로그램은 근력, 협응력 그리고 균형을 증진시킨다. 이러한 프로그램은 웃고 즐기는 가운데 이루어지는데 다른 어떤 운동보다 효과가 좋다.

『삶을 즐겨라Play as if Your Life Depends on It』라는 책을 쓴 프랭크 포렌키치Frank Forencich는 걷기와 달리기 운동을 하는 가운데 일종의 놀이를 첨가하라고 조언한다. 빠른 동작과 느린 동작을 섞어보는 것을 예로 들 수 있다. 걷다가 갑자기 빠르게 달린 다음 풀쩍 뛰어오르거나 한 발로 걸어보라. 또는 걷다가 깡총깡총 뛰고 나서 다시 원래 대로 걷는다. 헤드폰이나 이어폰을 끼고 생동감 넘치는 음악을 듣고 춤추며 거리를 활

보해보라. 나도 실행해보았다. 농담이 아니다. 지나가는 사람들이 정신 나갔다고 생각할지도 모르지만 어쨌든 당신은 멋진 시간을 보내게 될 것이다. 장소를 바꾸어서도 걸어보라. 바위 위를 걸어보고 언덕을 올라가 보라. 이런 식의 다채로운 걷기는 감각인지, 평형능력, 고유수용감각뿐만 아니라 코어 근육의 균형까지 맞춰준다.

친구와 공을 던지고 받기, 클라이밍, 자전거 타기, 그리고 댄스와 같이 입체적인 운동은 '기능적 피트니스'라고 할 수 있다. 이런 종류의 운동은 일상생활 속에서 가능한 움직임 패턴을 계발시켜준다. 그러니 게임을 하듯 놀아라.

눈을 감고 당신이 아이라고 상상해보라. 마당이나 공원, 학교 운동장 또는 원하는 장소에 나가 놀고 있는 모습을 마음속으로 그려보기 바란다. 당신이 가장 좋아하는 게임은 무엇인가? 그 중 하나를 골라서 노는 모습을 상상하며 심장 느낌, 호흡의 느낌, 그리고 시간을 잊고 상상 속의 게임을 즐기는 느낌을 향유하라. 상상의 놀이 속에서 당신은 혼자인가 아니면 친구랑 함께 있는가? 무슨 놀이를 하고 있는가? 밧줄타기, 얼음땡 놀이, 철봉대 매달리기, 눈감고 범인 찾기, 맨발로 몰래 서리하기 등등. 이러한 놀이를 할 때는 팔, 다리, 발 등등 온몸이 다 함께 움직인다. 상상 놀이가 끝났으면 기분 좋게 지쳐 쓰러진 것처럼 바닥에 누워 그 느낌을 음미해보라. 이제 눈을 뜨고 몸의 느낌을 확인한다. 어떤 변화가 생겼는가? 상상만으로도 몸의 느낌이 좋아진 게 느껴지는가?

4) 훌라후프

훌라후프가 요즘 다시 유행하고 있다. 후핑이라고도 부르는 이 운동은 매우 '소마적somatic'이다. 훌라후프를 하며 앞뒤 좌우로 움직이다보면 몸의 중심에서 일어나는 움직임을 감지할 수 있다. 이 과정에서 복근과 엉덩이, 허리 근육이 자극받으며 신체의 협응력도 개선된다. 이외에도 다양한 효능이 있다. 허리에 후프를 끼고 후프와 몸 사이의 피드백을 이용해 조금씩 그 움직임을 통제해나가다 보면 이 운동은 독특하게도 몸의 중심에서 일어나는 '요동리듬undulating rhythm'을 활용한다는 사실을 알 수 있다. 처음엔 어려워 보이지만 금방 익숙해진다. 이러한 움직임을 통해 뇌의 신경 복원 능력을 높이고 몸의 유연성과 건강까지 챙길 수 있다. 윗몸 일으키기나 팔굽혀 펴기 같은 운동은 잊어버려라. 매일 20분 정도 훌라후프만 해도 더 건강하고 강해진 느낌, 그리고 몸에 중심이 잡힌 느낌을 받을 것이다. 그 시간은 순식간에 지나간다.

5) 수영

수영은 큰 부담 없이 누구나 즐길 수 있는 전신운동이다. 수영을 하다보면 자신의 신체 불균형을 쉽게 알아챌 수 있다. 팔을 한쪽씩 저으며 물에서 앞으로 나아갈 때 어느 팔이 더 멀리 움직이는지 확인해보라. 확인한 다음에는 움직임을 피드백해서 균일하게 변화시켜라. 수영을 하면 관절에도 좋고, 심혈관 기능을 개선시키고 근력을 강화하는 데에도 도움이 된다.

6) 맨발로 걷기

신발을 벗고 맨발로 걷는 것을 즐기는 사람들이 늘어나고 있다. 크리스토퍼 맥두걸 Christopher McDougall이 쓴 『본투런Born to Run』이라는 책이 맨발로 걷기 붐을 일으키는데 기여했는데 점점 더 많은 이들이 신을 벗고 맨발로 바닥을 느끼는 것을 즐기기 시작했다. 맥두걸은 자신의 책을 통해 세계에서 가장 먼 거리를 뛰어다니는 멕시코의 타라우마라Tarahumara 인디언들과 달리기 한 경험을 소개한다. 타라우마라 족은 집에서 만든 얇은 가죽 샌들만 신고 한 번에 80에서 160킬로미터를 뛰어다닌다고 한다.

발, 무릎 또는 고관절 문제를 지닌 고객이 찾아오면 나는 늘 이런 질문을 한다. "맨발로 걸어본 적이 있으세요?" 그러면 그들은, "전혀요. 게처럼 느리게 걸을 수는 없죠." 또는, "뭐라구요? 아프지 않을까요?"라고 반응한다. "나도 맨발로 걷는 걸 정말 좋아하지만 다른 사람들이 그러지 말라고 하죠" 하는 대답도 나온다. 난 그들에게, 발을 구성하는 20여 개의 근육은 인체의 다른 어떤 근육들과도 다르다는 사실을 알려준다. 만일 발 근육에 대한 감각과 기능, 통제력을 상실하게 되면 신체의 다른 부위에도 큰 문제가 발생할 수 있다고 경고한다.

손과 발, 그리고 입 주변의 근육은 몸에서 가장 중요한 감각 기관이라고 할 수 있다. 갓난아이는 발을 가지고 놀며 그 과정에서 신체 균형을 획득하고 뇌를 발달시킨다. 걸음마를 하는 아이들은 맨발로 걸으며 발 전체 근육을 활용해 균형을 잡아나간다. 그런

데 나이가 들면서 사람들은 발을 신발 안에 집어넣고, 몸을 지지하려면 신발을 신어야만 한다는 고정관념을 주입받기 시작한다. 더구나 평발이 있는 사람은 발의 아치를 지지하는 신발을 신으라는 추천의 말을 자주 듣는다. 발 근육의 기능과 유연성은 다른 어느 부위보다 발 자체의 통증에 영향을 미친다는 내용을 의대에서 가르친다고, 내가 아는 한 80대 소아과 의사가 알려주었다. 평발이거나 발에 소소한 문제가 있다 할지라도 발의 유연성을 확보할 수 있다면 그런 문제에 시달리지 않게 될 것이다.

우리는 늘 신발을 신고 생활하다보니 바닥의 감촉을 느낄 기회가 별로 없다. 발로 바닥을 느끼는 감각을 잃게 되면 발 근육의 능력 자체를 잃게 될 수도 있다. 스콧 맥크레디Scott McCredie는 『균형Balance』이라는 책을 통해, 넘어져서 고통을 받는 노인들의 수가 늘어나는 것은 충격을 흡수하는 편안한 신발을 착용하고 걸으며 발에 대한 인지력과 통제력을 상실한 것과 연관성이 있다는 말을 한다. 중력장 안에서 일어나는 활동은 그게 어떤 것이든 발의 감각이나 협응력과 밀접한 관계가 있다. 발이 게을러지면 결국 몸의 안정성도 저하되며, 발을 굽히고 펴고, 안쪽이나 바깥쪽으로 돌리는 기능도 점차 약화된다. 나이가 들수록 균형 운동은 더 필요하다.

노인 운동 프로그램에 있어서 균형을 확보하는 운동의 비중이 점차 늘어나고 있다. 하지만 발 근육을 감지하고 움직이는 능력이 확보되지 않는다면 균형 운동은 별로 효과가 없을 것이다. 발 근육을 사용하는 법을 배워라. 그러면 다른 움직임을 통제하는 능력도 높아져 균형을 쉽게 잃지 않을 것이다.

뎀 본스(Dem Bones, 사람 몸에 몇 개의 뼈가 있고 그것들이 어떻게 연결되었는지를 설명하는 아이들 노래)라는 노래 가사를 떠올려보라. "무릎 뼈는 허벅지 뼈와 연결되어 있다네." 이 노래의 가사는 신체의 각 부위가 연결되었음을 알려주는 단순하지만 진정성 있는 정보를 담고 있다.

얇은 실내화를 신고도 매우 빠른 속도로 정교한 움직임을 선보이는 발레리나를 떠올려보라. 그토록 얇은 신발을 신고도 어떻게 그런 동작을 할 수 있을까? 댄서와 운동선수들은 발 근육을 활용해 더 높이 스프링처럼 뛰어오르고 착지할 때도 충격을 쉽게 분산시킨다.

맨발의 선생Barefoot Sensei으로 알려진 믹 닷쥐Mick Dodge가 이런 질문을 받았다.

"신발을 벗었을 때 당신에게 일어난 최초의 사건은 무엇인가요?"

그는 다음과 같이 답했다.

"집중하기 시작했죠."

이 책의 목적은 자신의 몸과 움직임에 '집중'하게 하는 것이다. 그러니 신발을 벗고 걸어라. 천천히, 그 느낌을 음미하면서 움직여라. 그리고 몸 전체가 어떻게 반응하는지 감지하라. 아마 기분 좋은 느낌에 중독될 것이다.

13. 시작하라

뇌와 신체를 소유하고 있는 존재라면 이 책의 도움을 받을 수 있다. 활동적인 사람이든 조용한 사람이든, 부상에서 회복중인 사람이든 늙었다는 느낌이 들기 시작하는 사람이든 상관없다. 현재 특정한 질환을 치료받고 있는 사람이든 움직이는 법을 상실한 것 같이 뻣뻣한 몸을 지닌 사람이든, 또는 단지 자신의 나이에 맞는 인지 능력과 유연성을 유지하고 싶은 사람이든 관계없이 이 책은 유용하다. 많은 이들이 나이가 들면서 점차 잊고 사는 내적인 인지에 대해 배울 수 있는 책이기 때문이다.

배우고 성장하며 삶을 살아가는 과정에서, 인간은 신체적 또는 감정적 습관을 형성하며 환경에 적응한다. 내분비 물질을 연구한 학자인 한스 셀리에(Hans Selye, 1907~1982)는 1936년 일반적응증후군GAS, General Adaptation Syndrome이라는 용어를 탄생시켰다. 『삶의 스트레스The Stress of Life』라는 책을 통해 그는, "모든 질병은 적응 질환이다"라는 주장을 했다. 셀리에는 양성 스트레스인 유스트레스eustress 또는 음성 스트레스인 디스트레스distress, 이들 두 종류의 스트레스가 우리 건강에 큰 영향을 미친다고 이야기했다. 또한 스트레스에 반응하는 태도와 선택 그리고 책임감은 자기 안에서부터 비롯되며, 스트레스가 주는 부정적인 영향력을 결정하는 요소 또한 자신의 인지에 따라 결정된다고 한다. 그의 말은 다양하게 적용 가능하다. 예를 들어 장시간 컴퓨터를 하며 앉아있는 상황이나, 아이를 등에 업고 자전거를 타는 상황에서 건강에 안 좋은 자세에 적응되면 습관이 형성된다. 습관이란 학습된 행동learned behavior이다. 이렇게 안 좋은 습관에 적응되면 건강이 나빠지며 다양한 질병이 발생할 수밖에 없다. 하지만 나쁜 습관과 적응 패턴을 인지하게 되면 긴장이 쌓이기 전의 건강한 움직임을 회복할 수 있다. 다시 말해 안 좋은 습관으로 형성된 감각운동기억상실증을 인지운동을 통해 원래의 건강한 상태로 되돌릴 수도 있다는 뜻이다.

이 책에서 제시하는 소마틱스의 기본 개념과 소마운동을 배우게 된다면 예전에는 가능했으나 지금은 하지 못하는 복잡한 움직임 패턴을 재학습할 수 있다. 뇌가 잊었던 감각운동을 기억해 내는 것이다. 인내심을 가지고 계속 하라. 소마운동을 통해 이전과는 전혀 다른 방식의 움직임을 매우 편안하게 하고 있는 자신을 발견하게 될 것이다.

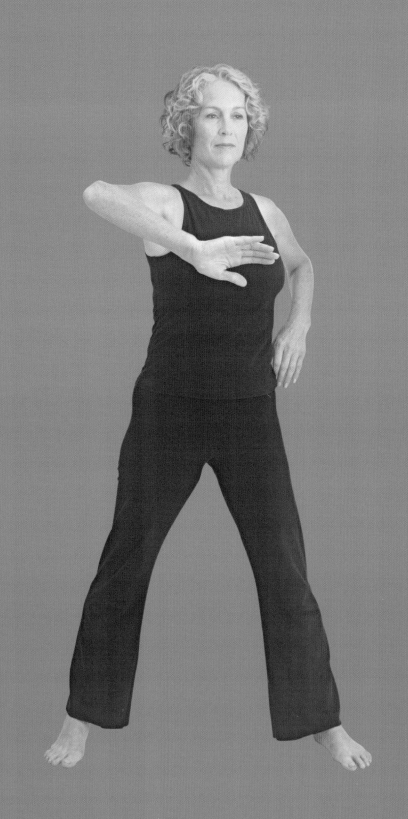

Part

2

소마운동

1. 이 책을 활용하는 방법

단축되어 만성통증에 시달리는 근육의 움직임을 되살린다는 것은 잃었던 기억을 되살리는 과정과 비슷하다. 당신 몸의 기능, 당신 몸의 움직임을 당신보다 더 잘 알 수 있는 사람은 세상을 다 뒤져도 나오지 않을 것이다. '소마'는 '1자가 안에서부터 인지한 살아있는 몸'이다. 자신의 몸 안에서 살아가는 사람은 오직 자신밖에 없다는 사실을 기억하라. 그러므로 당신이야말로 당신을 이해할 수 있는 최고 전문가이다.

'안에서부터 밖으로' 근육을 수축, 신장, 이완시키는 팬디큘레이션 원리에 대해서는 이미 앞에서 이야기했다. 여기서 제시하는 소마운동을 통해 최상의 결과를 이끌어내는 것은 당신의 몫이다. 28가지 소마운동 패턴 중 어떤 것을 먼저 해도 상관없다. 다만 이를 통해 자기 몸의 움직임을 마스터하기 위해서는 느리지만 확실하게 전략적으로 몸을 깨워야 한다.

이 책에 제시된 동작을 순서대로 한다면, 코어의 근육에서부터 팔다리 근육까지 천천히 단계적으로 몸을 깨울 수 있을 것이다. 척추 주변의 근육과 복부의 근육을 먼저 깨워야 허리와 엉덩이 근육을 깨우기 쉽다. 그러므로 순서대로 하나씩 익혀나가다 보면 점차 복잡한 동작도 어렵지 않게 하게 될 것이다. 그 과정에서 뇌가 리세팅 되며, 새롭고도 고차원적인 감각인지sensory awareness 능력, 좀 더 정교한 운동통제motor control 능력, 그리고 한 차원 진보된 신체협응physical coordination 능력까지 획득할 수 있을 것이다.

2. 코어에서부터 말단으로 움직여라

토마스 한나가 제창한 소마운동은 신체의 코어 부위에 있는 근육의 신장, 이완을 통해 통제력을 되찾는 것부터 시작해 점차 몸의 말단 부위인 팔과 다리로 확장해나간다. 결국 코어의 변화가 팔다리의 변화로 이어진다. 예를 들어 나는 발과 무릎에 통증이 있어 찾아온 고객들에게도 먼저 그들이 걷고 서는 패턴을 관찰하는 것부터 소마운동 레슨을 시작한다. 대부분의 전문가들이 국소 부위의 문제를 코어 부위와의 연결성을 생각하지 않고 분리해서 생각하는 경향이 있다. 하지만 서 있을 때 몸무게가 한쪽 발로 쏠리는 현상이 계속 반복되어 발에 불편한 증상이 생기는 경우가 많다. 이런 사람들은 걸을 때 대부분 한쪽 고관절이 반대쪽에 비해 그 움직임이 떨어지거나, 허리와 등의 근육이 보행을 방해하여 발뒤꿈치로 무게가 많이 가해졌을 수도 있다.

복대를 차고 부엌 선반 위의 물건을 잡는 경우를 상상해보라. 어느 정도나 손을 뻗을 수 있을까? 만약 복대를 벗고 손을 뻗는다면 제한이 풀린 몸통이 손의 움직임을 도와서 더 먼 곳까지 닿을 수 있다. 몸에 제약이 없다면 손발을 뻗는 것이 훨씬 쉽다. 통제력이 갖추어진 코어, 즉 복부와 그 주변 근육의 건강한 톤이 반드시 확보되어 있어야 건강한 몸이라고 할 수 있다. 멋으로 '식스팩'을 만들었는데, 그 근육이 의식적으로 신장/이완시킬 수 없을 정도로 딱딱하기만 하다면, 멋있게 보이는 '식스팩'은 몸을 비틀고, 돌리는 일, 팔다리를 뻗고 굽히는 중요한 동작에 걸림돌일 뿐이다.

복근이 과도하게 긴장되면 깊고 충만한 호흡도 어려워진다. 몸의 코어가 이완되지 못하면 숨을 쉴 때 늑골이 확장되지 못해 폐에 충분한 산소가 공급되지 못하기 때문이다. 아이들을 잘 살펴보면 복부로 숨을 쉬는 것을 알아챌 수 있을 것이다. 스트레스를 받고 있는 경우가 아니라면, 아이들은 결코 가슴과 어깨를 움직이며 얕은 호흡을 하지 않는다. 그들은 항상 폐 밑바닥 깊은 곳에서부터 호흡을 하며, 호흡할 때마다 복부가 오르내린다.

아이들은 일어나 걷는 과정에서 온몸의 균형을 유지하는 근육을 계발시키는데 이 어려운 일을 별거 아닌 것처럼 해낸다. 나이가 들어갈수록 점점 달리기, 구르기, 손발 뻗기, 뛰어오르기, 무릎을 구부리고 앉기와 같은 동작들을 어떤 아이라도 다 해낸다. 몸의 코어 근육에 톤이 제대로 갖추어져 있다면 누구라도 균형을 잃지 않고 할 수 있는 자연스러운 동작들이다. 아이들은 컴퓨터 앞에 앉아 허리 아픈 걸 걱정하거나, 자동차를 운전하다 교통정체에 시달리고 세금 내는 것을 걱정하지 않는다. 하지만 요즘 아이들은 점점 전자 놀이기구 앞에 허리를 구부정하게 앉아 많은 시간을 보내고 있다. 핸드폰과 비디오 게임과 같은 것들을 하느라 정신을 뺏겨 코어 근육의 인지능력과 통제능력을 잃고 있다. 이런 아이들이 겪는 신체 문제는 30대 또는 40대 어른들에게 자주 보이는 스트레스성 근육 질환과 유사하다. 그럼에도 불구하고 희소식이 있다. 바로 몸에 문제가 많은 어른이라도 자신의 몸에 대한 인지를 회복함으로써 아이였을 때 했던 움직임을 되찾을 수 있다는 사실이 바로 그것이다.

누구나 나이를 먹는다. 하지만 삶은 움직임이다. 호흡을 하든 춤을 추든 움직임 속에 당신이 있다는 사실을 잊지 말라. 그러니 머뭇거리지 말고 소마운동을 시작해 보자!

3. '인지'는 선물이다

자신에게 줄 수 있는 가장 소중한 단 하나의 선물은 바로 '인지awareness'이다. 매일 소마운동을 통해 자신의 몸을 '인지'한다면, 나머지 인생을 통증이 발생할 때마다 건강 전문가들에게 의존한 채 보내지 않아도 될 것이다. '움직임 가운데 인지Awareness Through Movement'를 높여나가는 일은 그 어떤 건강 전문가보다 당신에게 더 큰 도움이 된다.

요통이 갑자기 발생하면 많은 이들이 자신을 피해자인 것처럼 여긴다. 하지만 요통은 '갑자기' 발생한 것이 결코 아니다. 자신이 하는 모든 일, 자신에게 발생하는 모든 사건이 신체 근육에 영향을 미친다. 요통은 그 결과일 뿐이다. 스트레스에 대한 반응은 늘 '안에서 밖으로' 일어난다. 그러므로 자신이 스트레스에 어떻게 습관적인 반응을 하며 또 어떤 습관적인 움직임을 하는지 '인지'하는 능력을 키워라. 그게 바로 근육통과 안 좋은 자세, 그리고 제한된 움직임에서 벗어날 수 있는 첫걸음이다. 다음 질문을 던지며 자신을 되돌아보기 바란다.

1) 운전할 때 자세는 어떠한가? 등은 굽어 있고 허리는 뒤로 구부정하지 않은가?
2) 컴퓨터 앞에서 어떻게 앉는가? 등은 굽어 있고 허리는 뒤로 구부정하거나 약간 각도가 져 있지 않은가? 화면과 몸은 비틀어져 있지 않은가?
3) 걸을 때 자세는 어떤가? 발뒤꿈치부터 바닥에 닿고 발볼로 밀어내며 걷는가? 아니면 프랑켄슈타인처럼 좌우로 흔들리며 걷는가?
4) 발바닥이 지면에 닿을 때 어떤 소리가 나는가? 쿵 하고 무게를 실어 밟는가? 아니면 가볍게 춤을 추듯 밟는가?
5) 걸을 때 팔은 얼마만큼 움직이는가? 부드럽게 앞뒤로 잘 움직이는가? 아니면 뻣뻣한가?

6) 서 있을 때 무게분산은 어떤가? 늘 한쪽 발에 무게가 실리는가? 아니면 양발에 고르게 분산되는가?

7) 손을 뻗고 허리를 굽히며 물건을 나를 때의 자세는 어떤가?

8) 컴퓨터 앞에 장시간 앉았다 일어날 때 움직임은 어떤가? 구부정한 자세로 막대처럼 일어나는가? 골반은 앞이나 뒤로 기울어져 있고 턱은 앞으로 쭉 빠져나와 있지 않은가?

자신의 자세와 동작 패턴을 인지하는 습관을 들일수록 자기모니터링self-monitoring, 자기교정self-correcting이 점차 쉬워진다. 자신이 '똑바로' 일어서는 모습을 상상해보라. 이는 허리에 과도한 아치가 생기는 것을 자기모니터링 할 수 있는 방법 중 하나이다.

4. 소마운동을 통해 최상의 결과를 얻는 법

느리게 움직일수록, 뇌는 신체에 더 깊은 가르침을 베푼다. - 토마스 한나

피아노 연주를 해보았거나 어려운 댄스 스텝을 밟아본 적이 있는 사람 또는 완벽하게 골프 스윙을 해봤거나 뜨개질을 배워본 적이 있는 사람은 알 것이다. 동작을 감지하고 통제해 통합시키려면 처음엔 느리게 움직여야 한다는 사실을 말이다. 손과 발, 팔과 몸통, 그리고 손가락이 어떻게 움직이는지 인지해야 기본 동작에 익숙해지고, 그 단계를 거쳐야 고급 기술을 익히는 속도가 빨라진다. 그리고 나서야 배운 기술이 몸에서 자연스럽게 풀어져 나온다. 사고나 트라우마 또는 오랜 시간 통증과 긴장으로 자기방어 모드에 들어간 근육을 움직이는 것도 같은 원리가 적용된다. 처음엔 항상 느리게 움직여라.

여기서 제시하는 소마운동 동작 대부분이 팬디큘레이션이다. 소마운동을 배우는 고객들에게 나는 아침에 잠에서 깨어나 기지개를 켜는 것처럼 움직이라고 한다. 느리고 부드러우며 동작을 인지한 상태에서 움직여라. 스포츠 센터에서 할당량을 채우는 것처

럼 의무감에서 하지는 말라. 즐겨라. 즐기는 데는 비용이 들지 않는다.

스포츠, 댄스, 또는 체스를 배우려 해도 인내심이 필요하다. 당연히 소마운동을 배우는 데도 인내심이 필요하다. 꾸준히 연습하다 보면 지속적으로 신체가 변화할 것이다. 그러니 긍정적인 태도를 지니고 계속 해나가라. 로마는 하루아침에 이루어진 것이 아니다.

옷은 편안하고 느슨하게 입어라. 집중력을 분산시키는 것들을 멀리하라. 음악, 고양이, 또는 TV가 시선을 잡아 끌지 않는 조용한 장소에서 소마운동을 하면 좋다. 이것저것을 멀티로 잘하는 것은 이 경우엔 해당사항 없다.

동작을 할 때 몸을 견고하게 지지해줄 수 있는 카펫이나 요가 매트 위에서 소마운동을 하면 금상첨화다. 병자여서 딱딱한 바닥에는 눕지 못한다면 침대 위에서 해도 괜찮다. 하지만 이 경우 견고한 바닥에서 하는 것보다는 결과에서 차이가 날 것이다.

소마운동을 할 때 과도한 통증이 생겨서는 안 된다. 근육을 수축할 때 통증이 약하게 발생하면 편안한 범위 내에서 강도를 조절하면 된다. 불편함을 무릅쓰고 '한계 이상'으로 움직인 다음 이완하라고 하는 지침은 소마운동에 맞지 않다. 통증을 참아가며 동작하는 것은 이치에 맞지도 않다. 움직일 때 근육통이 발생하면 며칠 있다가 그 통증이 다시 나타날 수 있다. 그러니 아픔을 참아가며 동작하지 말라. 강압적인 동작은 상처를 만들 수 있으며, 뇌가 감각운동인지를 통해 피드백 하는 능력도 앗아간다.

동작을 반복한 다음에는 '완벽하게' 이완하라. 이완이 제대로 일어나지 않으면 근긴장이 조금씩 남는다. 다음 동작을 반복하기 위해 약간의 긴장을 남기려는 마음은 버려라. 완벽하게 이완해야 뇌가 근육으로부터 감각피드백을 제대로 받고 이완 감각을 확실히 흡수하는 기회를 가질 수 있다.

소마운동을 시작하고 24시간이 지났는데도 근육통이 남아있는 사람은 그리 많지 않다. 하루 정도가 더 지나면 남은 통증조차 사라질 것이다. 이렇게 약한 통증이 잔존하는 이유는 오랫동안 단축되어 있던 근육이 '깨어났기' 때문이다. 오랜 시간 단축 또는 경련이 발생했던 근육이 이완되면 종종 통증이 발생한다.

뭔가 덜커덩거리고 흔들리는 움직임이 나오는 부위, 그래서 비닐 장판 위에서 미끄러지는 것처럼 매끄럽게 이어지는 움직임이 나오지 않는 부위는 감각운동기억상실증이 발생했을 수 있다. 이렇게 불편한 움직임이 나오는 부위나 통제하기 어려운 근육이 있는 부위를 발견하면 속도를 줄여라. 단축된 근육이 감지되면 약간 더 수축시킨 후 천천히 이완하라. 그리고 나서 그 근육의 움직임이 조금 더 부드러워졌는지 확인하라. 뇌가 이미 알고 있는 움직임부터 시작하는 것이 좋다. 긴장되었던 근육을 수축한 후에는 새로운 가동범위까지 천천히 그리고 부드럽게 이완시켜라. 잔뜩 힘을 주고 하는 것보다 이렇게 '현명한' 움직임을 해야 감각운동기억상실증에 걸린 근육에 변화를 만들 수 있다. 움직임의 양보다는 질이 더 중요하다. 그러니 항상 느리고 부드럽게 동작하라.

많은 사람들이 종종 단일한 관절이나 근육을 이완시킬 수 있는 뭔가 '마법같은' 방법을 원한다. 예를 들어 고관절 주변 근육이 긴장되어 있다고 하자. 이 경우 빨리 그 근육을 이완시킨 후 나가서 뛰어다니고 싶은 것이 일반적인 마음이다. 하지만 몸의 뒷면과 앞면, 그리고 허리의 근육이 이완되지 않으면 뻣뻣해진 고관절 근육에도 큰 변화가 일어나지 않는다. 자세 불균형이 있다거나 특정 부위에 문제가 발생한 경우, 몸 전체의 감각운동기억상실증을 함께 고려하지 않는다면, 풀기를 원하는 근육도 제대로 이완시키기 어렵다. 발레 무용수가 점프와 턴 동작을 하기 전에 드미 쁠리에demi-pliés 같이 부드러운 기본 동작에서부터 몸을 풀어나가는 것을 보라. 그러니 당신도 소마운동을 할 때 늘 기본적인 사항에 주의를 기울이도록 하라.

이 책에서 제시하는 소마운동 프로그램을 통해, 전문가들이라면 이들 동작이 토마스 한나와 모세 펠덴크라이스, 프랭크 포렌키치, 그리고 마릴린 워녹Marilyn Warnock 등과 같은 소마틱스 분야 선구자들의 접근법에 기반을 두고 있다는 사실을 깨닫게 될 것이다. 당신이 요가를 하거나 달리기와 걷기를 하든, 아니면 다른 어떤 운동을 하든 상관없다. 여기서 제시하는 소마운동은 당신이 원하는 운동을 할 수 있는 준비된 몸을 만들어 줄 것이다. 소마운동의 모든 동작은 안전하고 자연적이며 인체의 '움직임 논리'에 부합된다. 며칠 동안 하고 나면 동작들이 점점 익숙해져 쉬운 느낌이 날 것이다. 강하게 해야 할 이유는 어디에도 없다. 소마운동을 통해 당신이 달성해야 할 것은 '애쓰지 않고도 할 수 있는 쉬운' 움직임이다. 이제 시작이다. 움직임을 즐겨라!

5. 소마운동

1) 감지 Sensing

　　몸을 인지(awareness, 소마운동에서 인지란 '고유수용감각과 같은 내재감각을 활용해 감지한 정보를 뇌가 처리하며 생기는 이해'로 정의할 수 있다) 하기 위해서는 뇌가 감지(sensing, 감지라는 용어는 소마틱스에서 중요한 개념이다. '시각과 같은 외재감각이 아닌 내재감각으로 안에서 밖으로 느낀다'는 1차 관점이 반영되어 있으며, 감지를 통해 인지가 높아진다)할 수 있는 것과, 감지 할 수 없는 것이 무엇인지 알아야 한다. 등을 바닥에 대고 누웠을 때 발의 위치를 감지할 수 있는가? 손은 어떻게 놓여있는가? 감지 기법은 매우 단순하지만 소마운동의 기본을 이룬다. 본격적인 소마운동을 시작하기 전에 자신의 몸이 어떤 상태인지 감지해야 근육의 긴장 상태도 제대로 인지할 수 있다.

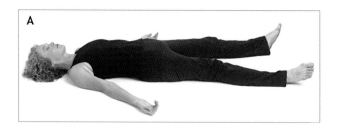

A. 다리를 쭉 펴고 양팔은 몸에서 45도 정도로 편하게 눕는다.

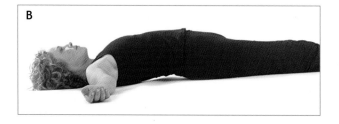

B. 허리를 감지해본다. 사진처럼 허리에 아치에 생겨 바닥에서 떨어져 있는가? 아니면 허리가 바닥에 고르게 안착되어 있는가?

　발은 어떤가? 양발이 모두 밖으로 회전되어 있는가? 아니면 한발은 천정을 향해있고, 다른 발은 밖으로 돌아가 있는가? 어느 쪽 발뒤꿈치에 무게가 더 많이 가해지는가?

　목의 길이를 감지해보라. 이완되어서 긴 느낌인가? 아니면 목 근육이 단축되어 크게 커브가 져 있는가? 머리 중간이 바닥에 닿아 있는가? 아니면 머리 위쪽만 바닥과 만나 있는가?

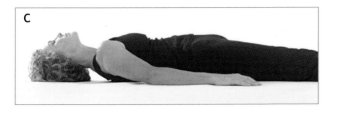

C. 어깨의 느낌은 어떤가? 둥글게 말려서 바닥에서 떨어져 있는가? 아니면 편안하게 이완되어 있는가? 가슴 어느 부위에 긴장이 감지되는가? 그림처럼 등이 둥글게 말려 있는지 확인하라.

감지와 인지

깊게 호흡하며 호흡의 느낌이 어떤지 감지하라. 심호흡이 쉽게 이루어지는가? 호흡이 가슴의 어느 정도 높이까지 도달하는가?

'노'라고 하는 것처럼 머리를 좌우로 부드럽게 바닥에서 굴려보라. 이 동작을 할 때의 느낌은 어떤가? 머리가 좌우로 굴러갈 때 어깨에서는 어떤 느낌이 나는가? 머리의 움직임에 따라 몸에서 다른 움직임이 일어나는가? 한쪽 어깨가 반대쪽에 비해 더 긴장된 느낌인가?

마지막으로 몸 전체를 감지했을 때 왼쪽과 오른쪽 중 어느 한쪽이 더 무겁게 느껴지는가? 무겁게 느껴진 쪽의 고관절과 다리를 이완하기가 더 어려운가? 멋진 해변가에 누워있는데 마법의 힘에 의해 바닥에서 몸이 뜬다고 상상했을 때, 바닥 모래에 어떤 흔적이 남을 것 같은가? 더 깊은 자국이 남는 쪽은 오른쪽인가 왼쪽인가?

2) 아치&플래튼 Arch&Flatten

허리를 아치(arch, 꼬리뼈로 바닥을 누르며 허리를 바닥에서 드는 동작)로 만든 후 플래튼(flatten, 허리를 바닥에 평평하게 붙이는 동작) 하는 소마운동을 통해 등 전체 근육을 부드럽게 만들 수 있다. 이 동작을 통해 척추기립근에 대한 통제력을 확보할 수 있는데, 척추기립근을 수축하면 초록등반사를 수의적으로 유발시킬 수 있다. 수축 이후 이완하는 동작을 통해 원할 때 의도적으로 등 근육을 이완시킬 수 있는 능력을 가질 수 있으며, 등 근육이 수축하면 몸 앞쪽에 있는 근육은 반대로 이완되어 신장되려고 한다.

숨을 들이쉴 때 '복부에서부터' 호흡이 일어나도록 하라. 들이쉬는 숨에 맞춰 허리 아치를 만들며 복부를 위로 밀 때 손을 배꼽 부근에 올려놓고 움직임을 확인하라. 척추기립근을 수축하면서 숨을 들이쉬고 복부를 위로 밀어올린 후 이완하는 이 동작이 쉽지 않다면 자신의 신체 한계 내에서 하라.

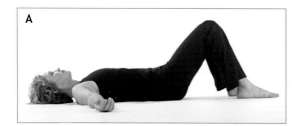

A. 무릎을 세우고 누운 자세에서 발뒤꿈치가 엉덩이 가까이 오도록 당겨라. 양손은 몸 옆에 놓고 폐 아래쪽 깊숙한 곳까지 심호흡을 몇 번 한다. 이때 복부가 이완된 상태에서 잘 부풀어 오르며 늘어나야 한다. 이를 복식호흡이라고 부른다. 많은 사람들이 숨을 들이쉴 때 아랫배를 긴장하며 당기는데 여기서는 복식호흡을 통해 아랫배를 풍선처럼 부풀게 한다. 아치&플래튼 동작을 할 때 호흡에 대한 인지를 잃지 않도록 한다.

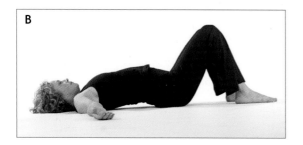

B. 들이쉬는 호흡에 꼬리뼈를 바닥으로 천천히 만다. 그러면 허리에 아치가 생긴다. 이때의 아치는 편안한 높이까지 만들도록 한다.

골반을 앞으로 전방전위(AT, Anterior Tilt의 약자다. 골반을 앞쪽으로 회전시키는 것을 AT라고 하고 뒤로 회전시키는 것을 후방전위PT, Posterior Tilt 라고 한다) 시키며 허리 근육을 수축해 아치를 만드는 동작이다. 이때 꼬리뼈가 발쪽으로 굴러간다는 느낌으로 하며, 몸 앞쪽은 이완/신장/확장되어 있어야 한다.

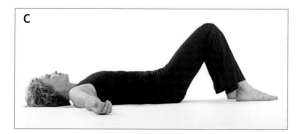

C. 숨을 내쉬면서 허리가 바닥에 닿게 하면 앞으로 굴러갔던 꼬리뼈가 뒤로 돌아와 중립 상태에 위치하게 된다.

이 동작을 1분 동안 약 10~15회 정도 반복한다.

감지와 인지

허리 근육을 수축해 아치를 만들고 꼬리뼈를 앞쪽으로 굴릴 때 숨을 들이쉬는데 이 때 복부 근육이 이완/신장되는지 감지하라. 동작을 할 때는 늘 편안함이 느껴지는 범위 안에서 해야 한다.

아치 동작을 할 때 목이 당겨져 길어지는 느낌이 나는지 감지하라. 등 근육은 수축되어 긴장되지만 앞쪽은 이완 상태를 유지한다. 그리고 나서 호흡을 내쉬며 등 근육을 이완하면 골반이 천천히 뒤로 굴러가며 중립 자세로 되돌아온다. 아치 동작에서는 꼬리뼈에서 목까지 모든 근육이 동원된다. 꼬리뼈와 목은 하나로 연결되어 있기 때문이다.

아치를 만들고 이완할 때 팬디큘레이션 원리를 이용하고 있는지 확인한다. 아치&플래튼 동작은 아침에 일어나 기지개를 켜는 느낌과 비슷하다.

아치를 만든 후 중립자세로 되돌아 올 때 느리고 천천히, 마치 물에 잠겨 들어가는 것처럼 동작하라. 강한 힘으로 바닥을 밀면 안 된다. 아치 동작에서 몸 뒤쪽 근육이 수축하는 명확한 느낌을 찾은 후 능동적인 신장/이완이 이루어지도록 하라. 마치 파도가 움직이듯 부드럽고 유동적으로 하면 좋다.

3) 아치&컬 Arch&Curl

이 동작은 복부의 근육에 초점을 맞추고 있다. 몸을 굴곡하는 복근과 신전시키는 척추기립근은 서로 마주 보면 함께 작용한다. 양쪽을 모두 건강하게 만들어야 어느 한쪽이 반대쪽을 지배하는 현상이 일어나지 않는다. 복부의 근육에 긴장이 쌓이면 흉곽을 당겨 호흡을 제한시킨다. 복부 근육과 허리 근육이 둘 다 단축되어 있으면 앞뒤에서 몸을 압박하는 요소로 작용한다. 여기서 배우는 소마운동은 이러한 상호수축co-contraction 을 피하고, 복부 근육에 대한 인지를 되찾을 수 있게 한다. 느리게 동작하라. 이 동작은 윗몸일으키기가 아니다. 신체 전면 근육과 후면 근육의 통제력을 되찾는 운동이다. 그러므로 느리게 시행해야 신체 전후면 근육을 어려움 없이 통합시킬 수 있다.

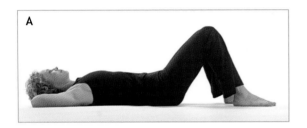

A. 등을 대고 바닥에 눕는다. 무릎은 세우고 발뒤꿈치는 엉덩이 가까이 당긴다. 양손 손가락을 겹쳐서 머리 뒤에 놓고 팔꿈치는 바닥에 편하게 닿게 한다.

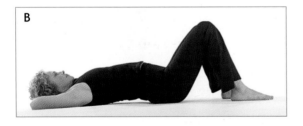

B. 숨을 들이쉬며 허리에 아치를 만든다. 꼬리뼈가 발쪽으로 부드럽게 굴러가게 한다. 허리 근육이 수축함과 동시에 앞쪽의 근육들은 이완/신장된다.

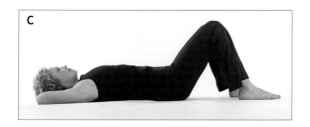

C. 숨을 내쉬면서 천천히 이완하며 허리가 바닥에 닿도록 한다.

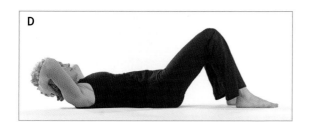

D. 허리가 바닥에 닿으면 조금 더 강하게 허리로 바닥을 누르며 턱을 가슴으로 당긴 후 머리를 든다. 이때 손으로 머리를 받쳐주어 목을 보호한다. 그리고 복부 근육을 수축하며 점차 몸을 둥글게 만다.(curl 동작, 컬링curling이라고도 한다)

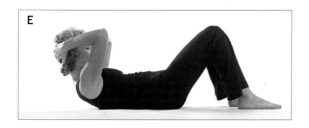

E. 팔꿈치를 모아 그 끝이 양 무릎을 향하도록 한다. 이렇게 하면 등이 넓어지고, 치골에서 늑골까지 복부 전체 근육이 수축한다.

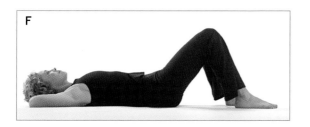

F. 숨을 들이쉬며 천천히 바닥으로 되돌아온다. 이때 복부 근육이 천천히 신장되는 느낌을 확인한다. 4~6 회 반복.

감지와 인지

상체를 굽히는 컬 동작을 할 때 꼬리뼈에서 두개골 기저부까지 이어진 뒤쪽 근육이 신장되는 것을 감지하라. 복부 근육이 수축하면 늑골은 아래로 당겨지며 골반은 후방 전위가 일어나 등이 길어지는 느낌이 난다.

복직근은 치골에서 늑골까지 이어져있는 넓고 긴 근육이다. 이 근육이 수축할 때 늑골은 아래쪽 골반 방향으로 당겨지고, 골반은 늑골 쪽으로 당겨지는 것을 감지한다. 수축했던 복직근이 이완되며 신장되면 당겨졌던 늑골도 천천히 올라가며 이완된다. 이 소마운동은 호흡력을 높여줄 것이다.

복부 근육에 대한 인지를 높이려고 과도하게 컬링을 할 필요는 없다. 배꼽을 본다는 느낌으로 머리를 부드럽게 더 들면 된다. 복부가 수축하는 느낌을 감지한 다음 천천히 느리게 중립자세로 되돌아온다.

동작을 할 때 목에 불편한 느낌이 나는 경우 몸 앞쪽과 뒤쪽 근육이 전쟁을 치르는 것이라 여겨도 좋다. 초록등반사를 일으키는 뒤쪽의 근육과 빨간등반사를 일으키는 앞쪽의 근육이 동시에 긴장하여 몸을 압박하기 때문에 생기는 현상이다. 하지만 이들 전후면의 근육을 의식적으로 통제하여 조화롭게 동작을 할 수 있다면 목의 느낌이 한결 나아질 것이다.

4) 백 리프트 Back Lift

이 동작은 스트레스(양성 스트레스)에 반응하여 단축되는, 등에 있는 모든 근육의 통제력을 높여준다.

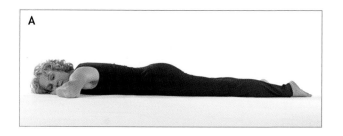

A. 배를 바닥에 대고 누운 자세에서 오른쪽 뺨을 왼손등 위에 올려놓는다. 이때 오른손은 허리 옆에 바르게 놓는다. 편안하게 이완한 상태에서 왼쪽 어깨가 이완되는지 확인하라.

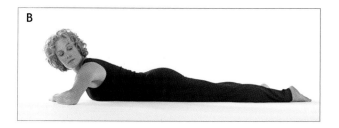

B. 왼쪽 손과 팔꿈치는 바닥에 그대로 둔 채 상체를 천천히 들어 올린다. 이때 등 근육을 어느 정도까지 수축할 수 있으며 상체를 어느 높이까지 들 수 있는지 감지한다. 이 동작은 생후 5개월 된 아이가 생애 최초로 주변을 돌아보는 자세와 닮았다. 이를 란다우반사라 부른다. 등 근육을 수축해 상체를 들 때 복부는 부드럽게 이완되어 있어야 한다. 느리고 천천히 몇 회 더 반복한다.

4) 백 리프트 Back Lift 이어서...

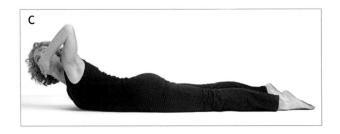

C. 왼쪽 어깨를 보려는 것처럼 손, 팔꿈치 그리고 머리를 모두 든다. 이때 오른손은 허리 옆에서 편하게 바닥에 안착되어 있어야 한다. 상체를 들 때는 불편함이 느껴지지 않는 범위 내에서 움직이며, 코끝이 팔꿈치를 바라보도록 자세를 맞춰라. 어떤 이는 상체를 바닥에서 5cm도 들지 못할지도 모른다. 하지만 괜찮다. 차츰 좋아질 것이다. 양쪽 견갑골 사이 근육이 수축하며 허리까지 이어지는지 감지하라. 몸 앞쪽의 근육이 잘 늘어나야 등근육의 수축이 제대로 이루어진다. 이제 천천히 바닥으로 되돌아와 완전히 이완하라.

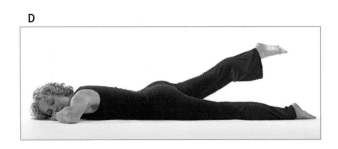

D. 오른발만 드는 동작이다. 무릎을 쭉 편 상태에서 바닥에서 오른 다리를 들어 올릴 때 왼쪽 어깨가 바닥을 자동으로 누르는지 확인하라. 팔과 다리는 함께 움직인다. 이 동작을 할 때 허리 근육이 수축하는지 감지하라. 들어 올렸던 다리를 천천히 내릴 때 허리의 근육이 신장하는지 확인한다. 동작이 끝나면 완전히 이완한다.

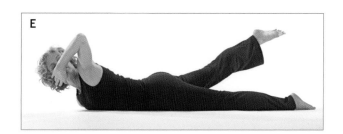

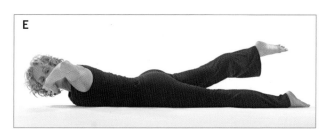

E. 왼손등을 오른쪽 뺨에 붙인 상태에서 왼쪽 손과 오른쪽 다리를 동시에 드는 동작이다. 호흡을 들이쉬며 머리, 손, 그리고 팔꿈치와 함께 오른쪽 다리도 바닥에서 들어올린다. 이때 가능한 편안한 범위 안에서 동작을 해야 한다. 들어 올리는 동작을 마쳤으면 천천히 중립자세로 되돌아온다. 통제된 동작으로 부드럽게 시행하라.

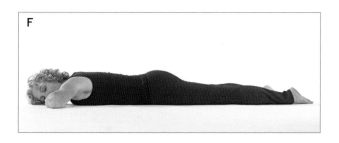

F. 완전히 이완한 자세로 등 근육을 느껴본다. 이때 목도 완전히 이완해야 한다는 사실을 명심하라. 모든 동작을 3~4회 정도 시행하고 반대쪽으로 넘어간다.

4) 백 리프트 Back Lift 이어서...

• 변형 동작

목에 긴장이 생겨 앞의 동작을 하기 불편한 사람은 이 동작으로 대체한다면 쉽고 편안하게 할 수 있을 것이다.

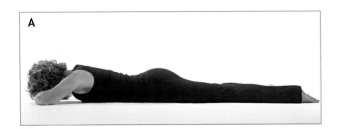

A. 양손을 겹쳐 손바닥이 바닥을 향하게 하고 이마를 손등 위에 올려놓는다. 동작을 반복하고 되돌아와서는 이 자세를 취한다.

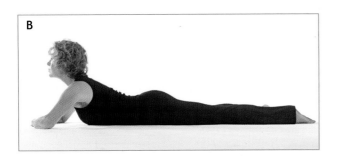

B. 숨을 들이쉬면서 천천히 등 근육을 수축해 머리를 들어올린다. 머리가 위로 올라갈 때 복부는 바닥을 누르는 느낌이 든다. 등 전체가 수축하는 느낌을 감지하라. 이제 천천히 등을 이완시킨 후 머리를 손등 위로 가져간다.

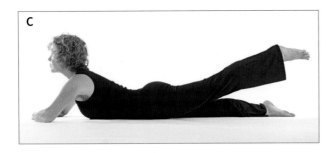

C. 머리를 들면서 왼다리를 동시에 든다. 그러고 나서 모두를 천천히 내린 후 완전히 이완하라. 머리와 다리가 중립 자세로 되돌아오면 등 근육은 신장된다. 반대쪽 다리도 마찬가지로 시행하라.

감지와 인지

상체 한쪽이 수축하면 반대쪽 하체가 어떤 식으로 자동 수축을 하며 균형을 맞추려 하는지 감지하라. 한쪽 어깨와 등 근육은 반대쪽 허리와 엉덩이, 그리고 햄스트링 근육과 함께 수축하며 균형 잡힌 동작을 이룬다. 이는 신체의 자연스러운 반응이며 불수의적으로 이루어진다.

백 리프트 동작을 하며 몸 뒤쪽 근육이 수축하면 앞쪽 근육은 신장된다. 이들의 상호작용이 어떻게 일어나는지 감지하라.

등 근육을 수축해 상체와 하체를 들어 올리고 나서 천천히 능동적으로 신장시키며 이완하는 과정에서 팬디큘레이션 원리가 적용되었는가? 최대한 부드럽고 우아하게 동작이 이루어지도록 하라.

동작을 마치고 이완할 때는 최대한 '완벽한 녹아내림'이 생겨야 한다. 그래야 뇌가 등 근육이 이완되었다는 감각을 제대로 흡수할 수 있다.

당신은 백 리프트 동작을 통해 몸 뒤쪽 깊은 부위에 위치한 모든 근육을 통제하는 법을 배울 수 있을 것이다.

5) 사선 아치&컬 Diagonal Arch and Curl

이 동작은 '빨간등반사'를 일으키는 복부 근육에 초점이 맞추어져 있다. 복부 근육이 수축하면 등 근육은 신장된다. 동작을 할 때 등이 바닥으로 깊게 들어가는 느낌이 날수록 무릎과 상체를 둥그렇게 만들기 쉬워질 것이다.

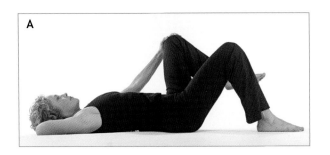

A. 누운 자세에서 무릎을 굽히고 발뒤꿈치는 엉덩이 가까이 가져온다. 오른손은 머리 아래에 놓고 왼손으로는 왼무릎을 잡는다. 사진에서처럼 왼쪽 무릎이 고관절 위쪽에 오도록 균형을 잡는다.

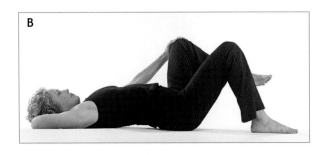

B. 숨을 들이쉬면서 꼬리뼈를 부드럽게 굴려 허리에 아치를 만들어라. 아치가 잘 생길 수 있도록 왼무릎이 움직이게 한다.

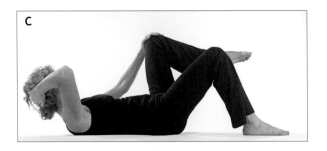

C. 내쉬면서 허리를 바닥으로 가져가며 복근을 수축하라. 그리고 오른손으로 머리를 받친 상태에서 들어올린다.

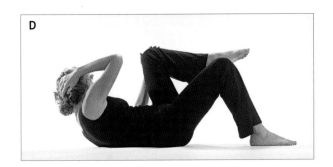

D. 복부 근육을 조금 더 강하게 수축하면 등이 더욱 둥글게 말린다. 이때 오른손 팔꿈치를 왼무릎으로 향하면 사선으로 몸이 움직인다. 이 사선 '컬' 동작에서는 몸 측면에서 몸통을 비트는 근육인 복사근이 수축된다.

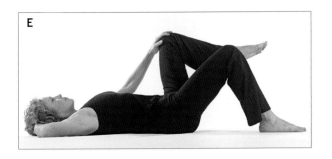

E. 복사근을 신장/이완시키며 천천히 중립자세로 되돌아 온 후 팔과 등을 완전히 이완하라.
좌우로 각각 4~6회 반복하라.

5) 사선 아치&컬 Diagonal Arch and Curl 이어서...

사선 아치&컬 동작의 핵심은 팔꿈치와 무릎을 강압적으로 맞닿게 하는 데 있지 않다. 몸 앞뒷면을 사선으로 협응하는 능력을 높이는 것이 목적이다. 몸 앞쪽 근육이 수축하며 한쪽 팔꿈치가 반대편 무릎으로 가까워질 때 등과 허리의 근육도 사선으로 신장/이완된다.

이 동작은 앞에서 배웠던 '백 리프트' 동작과 닮았다. 백 리프트에서도 한쪽 팔꿈치와 반대편 다리를 동시에 움직였다. 여기서도 한쪽 팔꿈치와 반대편 무릎을 동시에 들어올린다.

컬 동작을 마치고 중립자세로 되돌아올 때 고관절에서 가슴을 지나 반대편 겨드랑이까지 사선으로 근육이 신장되는 느낌을 감지하라. 모두 끝난 후에는 몸 앞쪽을 최대한 부드럽고 느리게 이완한다.

이 동작을 하면서 목에 긴장이 생기면 복근이 아니라 목과 어깨 주변 근육이 '동원'된 것이다. 감각운동기억상실증이 있다면 동작을 할 때 이웃 근육들이 동원되는 일은 흔하다. '이웃 근육이 동원된다'는 말은 원하지 않는 근육이 긴장된다는 말과 같다. 지나친 긴장이 일어나지 않도록 주의하라. 늘 편안한 범위 내에서 동작하라. 천천히 그리고 의도를 가지고 근을 수축하라. 그렇게 하면 목 근육이 아니라 복부 근육만을 선택적으로 수축할 수 있게 될 것이다.

모든 동작이 끝나면 다리를 펴고 양손은 몸 옆에 편하게 내려놓고 등 근육의 느낌을 감지해보라. 바닥에 누웠을 때 처음보다 더 편한 느낌이 나는가? 몸 중심까지 심호흡을 하라. 호흡이 동작하기 전에 비해 어떻게 달라졌는지 확인하라.

6) 플라워 The Flower

플라워 동작을 통해 몸 앞쪽 근육을 이완시킬 수 있다. 신체 전면의 근육이 습관적으로 긴장하게 되면 몸이 앞으로 구부정해지며 호흡은 얕아진다. 그러므로 이 근육이 이완/신장되면 키가 더 커진 느낌이 나고 호흡도 깊어질 것이다. 기지개를 켜는 느낌으로 동작하라. 한쪽을 먼저 열어주고 나서 반대편을 열어준다.

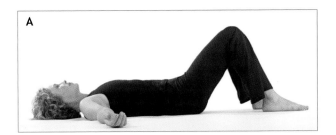

A. 등을 바닥에 대고 누운 자세에서 손은 편안하게 몸 옆에 약간 떨어뜨려 놓는다. 이렇게 하면 어깨가 조금 더 이완된다. 무릎을 세운 후 발뒤꿈치를 엉덩이 쪽으로 그림처럼 당긴다.

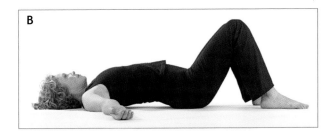

B. 숨을 들이쉬면서 꼬리뼈가 발바닥 쪽으로 굴러가는 느낌을 가지고 허리에 아치를 만든다. 허리가 부드럽게 아치를 이루면 신체 전면이 이완되며 열린다. 이때 목이 이완되면 길어진 느낌이 든다.

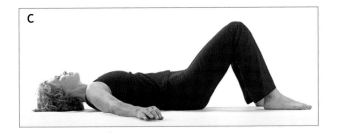

C. 숨을 내쉬면서 천천히 허리를 바닥으로 내린다.

6) 플라워 The Flower 이어서...

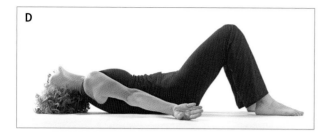

D. 허리가 바닥에 닿아 평평해지면 복부 근육을 수축시키며 양손과 팔을 천천히 안쪽으로 회전시킨다. 그러면 손등이 허벅지 쪽을 바라보며 돌아간다. 양쪽 어깨가 몸의 중심을 향해 둥그렇게 말리게 한다. 이때 목은 부드럽게 아치를 이루며 턱은 천정 방향으로 들린다. 이 동작을 하면 몸 앞쪽뿐만 아니라 허벅지 안쪽까지 수축된다.

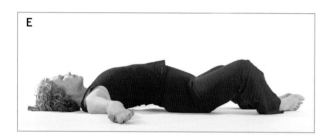

E. 숨을 들이쉬며 복부 근육을 이완하며 양쪽 어깨와 팔, 그리고 손을 바깥으로 돌려 몸에서 멀어지게 한다. 팔과 손이 원하는 만큼 몸에서 멀리 갈 수 있도록 하면 어깨가 열리며 이완된다. 동시에 다리도 천천히 바깥으로 벌려 허벅지 안쪽 근육도 이완시킨다. 이때 양 발바닥이 서로 마주보는 자세가 된다.

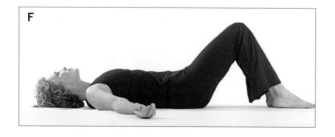

F. 숨을 내쉬면서 허리를 바닥으로 가져오며 양 다리도 모은다. 4~6회 정도 천천히 느리게 반복하며 동작이 점점 우아하고 부드러워지도록 한다.

감지와 인지

숨을 들이쉬면서 동작을 할 때와 내쉬면서 할 때 신체 전면의 느낌 차이를 비교해보라. 들이쉬는 호흡에서는 몸 앞쪽이 이완되며 길어진다. 이때 다리도 함께 열린다. 내쉬는 호흡에서는 몸 앞쪽의 모든 근육이 수축하며 짧아진다. 이 동작에서는 허리가 아치를 이룰 때 연꽃 꽃봉오리가 열리듯 몸 앞쪽이 활짝 열린다. 숨을 내쉬며 중립자세로 돌아갈 때는 꽃봉오리가 닫힌다.

많은 사람들이 구부정한 자세로 고정된 몸을 하고 있다. 스트레스, 공포 또는 근심이 있을 때 몸이 앞쪽으로 기울어지는데 이를 '빨간등반사'라 부른다. 이러한 빨간등반사를 유발하는 동작을 의도적으로 함으로써 오히려 단축된 근육을 이완시킬 수 있다. 자신이 구부정한 몸을 지니고 있다는 사실을 인지할 수 있어야 스스로를 교정할 수 있는 능력을 얻을 수 있다. 플라워 동작은 호흡을 통제하는 데도 도움이 된다. 호흡 근육들은 두려움과 근심 걱정이 생길 때 쉽게 단축된다. 몸 전체 건강을 유지하는데 심호흡은 막대한 영향을 미친다는 사실을 기억하라.

하루 종일 컴퓨터 앞에서 생활하는 사람이라면 이 동작이 특히 더 유용하다. 등과 어깨, 팔과 손을 안쪽으로 둥글게 말았다가 바깥으로 펴는 플라워 동작은 컴퓨터 앞에 앉아서도 할 수 있다. 이 책에 나오는 모든 동작을 아침에 일어나 기지개를 켜는 느낌으로 해보기 바란다.

7) 측굴 Side Bend

측굴 동작은 몸 측면에 있는 허리 근육을 이완시켜 키가 더 커지게 하고 균형감을 높이는 데 도움을 준다. 허리 근육이 수축하면 골반은 위로 끌려 올라가고 늑골과 어깨는 아래로 내려간다. 한쪽 허리 근육이 긴장되어 있으면 무의식적으로 안 좋은 자세가 만들어진다. 다리길이 차이가 생기고, 골반이 회전하며, 어깨 높이가 달라지는 것도 허리 근육의 긴장과 관련이 있다.

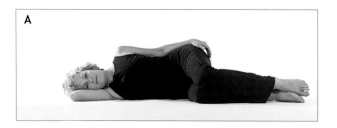

A. 그림처럼 오른쪽 측면을 바닥에 대고 눕는다. 이때 허리와 허벅지, 다리의 각도는 각각 90도가 되게 한다. 마치 직각으로 된 의자에 앉아 있는 것처럼 자세를 취한다.

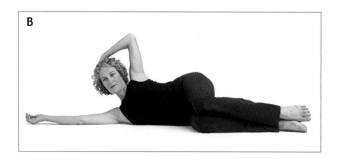

B. 왼손을 머리 위로 넘겨 오른 머리 측면을 잡는다. 그리고 숨을 들이쉬며 늑골을 확장하고, 내쉬면서 머리를 천천히 들어 올린다. 허리 근육이 수축하며 머리가 올라갈 때 늑골 사이 근육이 수축하는 느낌을 감지하라.

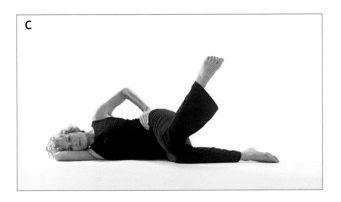

C. 골반의 움직임을 감지할 수 있도록 왼손을 그림처럼 골반 위에 올려놓는다. 이때 양 무릎은 풀로 붙인 것처럼 제자리를 유지하며 왼발만 위로 들어 올린다. 엉덩이가 머리 방향으로 올라가는 느낌을 손으로 감지한다. 왼다리가 위로 들리면 골반은 머리 방향과 몸 안쪽으로 굴러가는 느낌이 든다. 다 했으면 천천히 중립자세로 다리를 내린다.

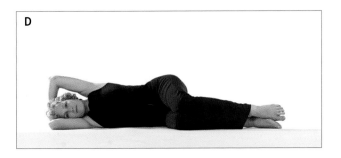

D. 이제 앞에서 했던 두 동작을 결합시켜보자. 먼저 왼손을 머리 위로 넘겨 오른 머리 측면을 잡고 숨을 들이쉬면서 허리 근육에 의식을 집중한다.

7) 측굴 Side Bend 이어서...

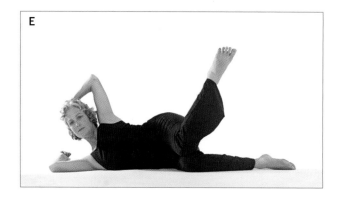

E. 숨을 내쉬면서 늑골을 허리 방향으로 수축하며 머리를 들어 올린다. 이때 양 무릎은 붙은 상태에서 위쪽에 있는 발만 천정으로 움직인다. 허리 근육이 수축하는 느낌을 감지하라. 이는 마치 허리 근육이 아코디언 연주를 하는 느낌이다. 왼쪽 골반이 위로 올라가며 늑골은 아래로 내려온다.

편안함이 깨지지 않는 지점까지 수축한다. 이때 시선은 정면을 바라보아야 몸 앞쪽 근육이 아닌 옆쪽 근육을 깨울 수 있다.

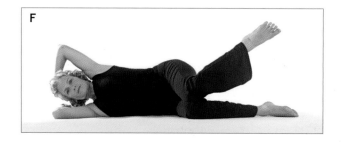

F. 천천히 발과 머리를 내려 중립자세를 취한다. 늑골은 위로 올라가 근육은 신장된다. 심호흡을 하며 몸 왼쪽이 이완/신장되었는지 감지하라.

3~5회 정도 반복하고 나서 반대쪽도 같은 요령으로 시행한다.

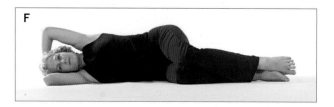

감지와 인지

　　머리와 한쪽 발을 들어 허리 측면 근육을 '아코디언'처럼 수축하는 측굴 동작이다. 이 동작을 할 때 허리 근육을 얼마만큼 수축할 수 있는지 감지하라. 중립자세로 되돌아 온 후에는 허리 근육이 얼마나 신장되는지도 감지하라. 신장시킬 때는 늑골을 들어 올린다. 이때 마치 늑골에서 무언가가 위쪽에 있는 머리에 닿는 느낌으로 동작한다. 측굴 동작을 통해 몸의 측면 근육을 수축/신장/이완해 깨우는 팬디큘레이션을 연습할 수 있었다.

　　한쪽 머리와 다리를 들어 올릴 때 바닥에 닿아 있는 반대편 근육이 신장되며 그쪽 늑골이 확장되는지 감지하라.

　　머리를 들어 올릴 때 활용되는 근육은 목 주변의 근육이 아니라 허리의 복사근이다. 옆구리 근육만을 선택적으로 수축하게 되면 뇌는 그 근육의 움직임을 인지하게 되어 그 근육을 신장시키고 이완시키는 통제력이 높아진다. 목의 긴장이 동작을 방해한다면 좀 더 천천히 움직이며 머리를 지나치게 높게 들지 않도록 한다. 감각운동기억상실증에 걸린 근육에 대한 인지 능력을 되찾는 데는 '미세한 움직임'만으로도 충분하다.

　　허리 근육이 수축/이완되는 느낌을 감지할 수 없다면 손가락 한두 개로 골반과 늑골 사이를 누른 후 천천히 발과 머리를 들어 올려본다. 손가락 사이에서 근육이 수축하는 느낌이 느껴지는가? 똑바로 서서도 이 측굴 운동을 할 수 있다. 그러면 허리 근육에 대한 통제력이 더욱 살아날 것이다.

8) 프로펠러 The Propeller

프로펠러 동작은 어깨에서 골반까지 몸 측면의 모든 근육을 신장시키는 데 놀라운 효과가 있다. 중립자세에서 이완한 다음 상체가 한 방향으로 비틀리면 이와 동시에 하체는 반대 방향으로 비틀리면서 프로펠러처럼 돌아간다. 이 동작을 통해 호흡이 조금 더 깊어질 것이다. 상체를 앞뒤로 번갈아 가며 움직이다 보면 흉곽을 조금 더 이완/확장시킬 수 있으며 호흡이 더욱 충만해진다. 프로펠러 동작은 매우 자연스러운 움직임이다. 느리고 우아하게 동작하라.

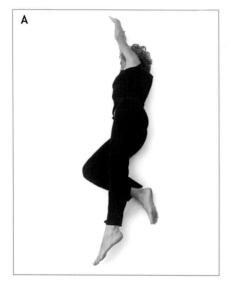

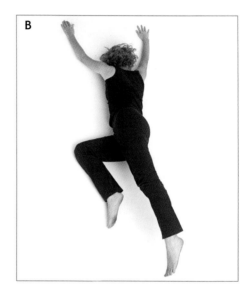

A. 몸 우측면이 바닥에 닿게 한 자세에서 머리는 위로 뻗은 오른팔 위에 올려놓는다. 아래쪽에 있는 오른다리는 약간 굽혀서 균형을 잡고, 왼다리는 쭉 펴서 일직선이 되게 자세를 잡는다. 왼손은 머리 위로 쭉 뻗어서 다리와 일직선상에 놓으면 마치 프로펠러와 같은 모양이 된다.

B. 숨을 들이쉬면서 왼팔을 앞으로 회전하듯 뻗으며 동시에 왼다리는 뒤로 움직인다. 마치 앞쪽으로 프로펠러가 돌아가는 느낌이다. 이때 왼쪽 골반을 앞쪽으로 돌아가게 하면 왼다리가 뒤로 더 멀리 움직일 수 있다. 몸 왼쪽 전체가 기분 좋게 길어진 느낌을 감지하라.

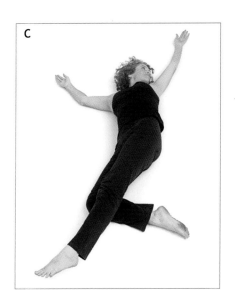

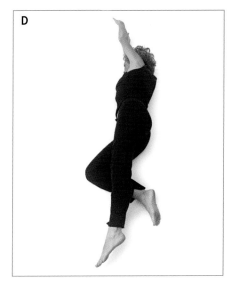

C. 이번엔 왼팔을 뒤쪽으로 최대한 편안한 범위에서 멀리 뻗는다. 이때 왼다리는 앞쪽으로 돌아간다. 상체가 뒤로, 하체가 앞으로 가는 동작에서 시선은 왼손을 따라간다. 왼쪽 골반이 뒤로 굴러갈 수 있게 하면 왼다리가 더 멀리 움직일 것이다. 프로펠러 동작을 할 때 흉곽은 열려서 떠오르는 느낌이 들게 하라. 동작을 할 때는 숨을 깊게 들이쉬며 중립자세로 돌아와서는 숨을 내쉰다. 이 동작은 부드럽게 몸이 굴러가는 느낌으로 한다.

D. 어깨와 팔, 고관절과 다리를 중립자세로 가져와 일직선으로 배열한다.
몇 번 더 반복하고 자세를 바꿔서 시행하라.

8) 프로펠러 The Propeller 이어서...

감지와 인지

상체가 한 방향으로 움직일 때 하체가 반대 방향으로 움직이는 느낌을 뇌가 흡수할 수 있도록 감지를 통한 인지를 높여가며 동작한다. 상체와 하체가 반대로 움직이는 패턴은 매우 자연스러운 동작이다. 특히 걸을 때 이러한 동작이 이루어진다. 겨드랑이에서 흉곽을 지나 허리, 골반, 그리고 다리까지 이어지는 몸 측면 전체가 늘어나는 느낌을 감지하라. 동작을 할 때 머리의 움직임은 편안하고 쉽게 이루어질 수 있도록 긴장을 뺀다.

9) 수건 비틀기 The Washrag

양쪽 다리가 한쪽 방향으로 움직이면 머리는 반대쪽으로 움직이는 동작이다. 이를 통해 등, 옆구리, 그리고 복부의 근육이 신장/이완되는 경험을 하게 될 것이다. 몸 전체가 비틀리며 신장하는 감각을 뇌가 흡수하게 되면, 코어 부위의 모든 근육들이 부드럽게 균형을 잡아나갈 것이다.

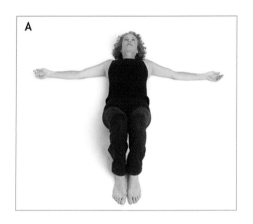

A. 누운 자세에서 무릎을 모아서 세우고 발뒤꿈치를 엉덩이 가까이 가져온다. 손바닥을 위로 해서 양팔을 그림처럼 T자 모양이 되게 활짝 편다. 팔꿈치는 긴장되지 않도록 편하게 이완시킨다.

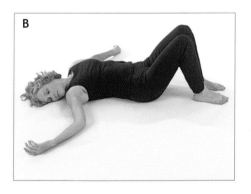

B. 오른팔과 오른손을 머리쪽으로 회전시키며 동시에 왼팔과 왼손은 발쪽으로 회전시킨다. 동작을 할 때 손바닥 쪽이 바닥에서 살짝 뜰지도 모른다. 이때 머리는 부드럽게 오른쪽으로 회전시킨다.

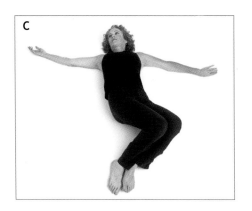

C. 이제 다리 움직임을 첨가한다. 머리가 오른쪽으로 돌아갈 때 양다리는 왼쪽으로 부드럽게 내려간다. 편안한 느낌이 들 때까지 이 패턴을 몇 번 더 반복한다. 요약하면, 한팔이 위쪽으로 돌아가고, 반대쪽 팔이 아래쪽으로 돌아갈 때, 머리는 위로 돌아간 팔쪽으로 회전하고 다리는 그 반대쪽으로 회전하는 동작이다. 마치 수건이 비틀리는 것과 같은 동작이다.

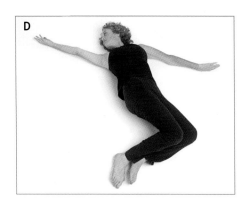

D. 편안한 범위 안에서 다리를 더 멀리 회전시키면서 근육을 신장시킨다. 불편함이 느껴질 정도로 강하게 하지는 말라. 소마운동은 스트레칭이 아니다. 수축, 신장, 그리고 이완으로 이어지는 팬디큘레이션을 의식적으로 그리고 통제된 상태에서 기분 좋은 느낌으로 하라.

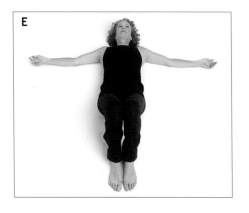

E. 숨을 들이쉬며 천천히 중립자세로 되돌아온다. 중립자세로 되돌아 올 때 코어 부위의 근육이 다리 움직임을 도와주는 느낌이 나는가? 코어 근육이 건강하다면 다리가 되돌아올 때 허리는 바닥에 안착되어 있고 복근이 수축하여 고관절의 회전을 도울 것이다.

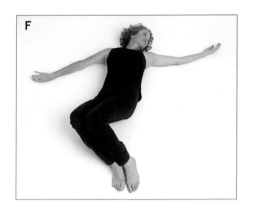

F. 방향을 바꾸어 시행한다. 왼팔과 왼손은 위로 돌아가고, 오른팔과 오른손은 아래로 돌아간다. 머리는 왼쪽으로 회전하고 양무릎은 오른쪽으로 회전한다. 머리와 다리는 반대 방향으로 부드럽게 움직일 수 있도록 동작을 조절한다.

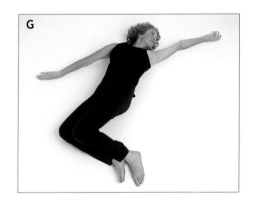

G. 하체의 움직임을 조금 더 강하게 하며 팔의 회전을 높이면 빨래를 짜는 것처럼 몸이 비틀린다.

감지와 인지

    팔과 함께 손이 돌아갈 때 손바닥이 위쪽을 향한 쪽 어깨는 바닥을 누르고, 손바닥이 아래쪽을 향한 쪽 어깨는 바닥에서 떨어질 수 있다. 양쪽 어깨가 서로 반대 방향으로 부드럽게 비틀리는 느낌을 감지하면서 동작을 하라. 양쪽 어깨의 움직임이 전체 동작과 함께 이루어지도록 조절한다. 팔꿈치는 느슨하게 유지해야 하며 딱딱하게 쭉 펴지 않는다. 위쪽으로 회전한 팔 방향으로 머리가 돌아가야 가장 자연스러운 움직임이 이루어진다. 다리가 한쪽으로 회전하며 내려갈 때 반대쪽 옆구리 근육이 수축하는 것을 감지해보라. 이런 움직임이 일어나야 자연스럽고 정상적이라고 할 수 있다.

    다리가 바닥으로 내려가면서 생기는 기분 좋은 비틀림을 토마스 한나는 '나선형 트위스트spiral twist'라고 불렀다. 이는 모든 이에게 매우 자연스럽고 익숙한 동작이다. 이 나선형 트위스트는 걸을 때 볼 수 있다. 걸을 때 회전하는 다리 무게에 반응해 어깨와 고관절이 서로 반대로 움직이는 것이 자연스러운 보행이다.

    수건 비틀기 동작은 척추 전체와 코어 부위, 위쪽으로는 어깨와 목까지 모든 근육들을 신장시켜준다. 비틀림이 일어날 때의 감각을 즐겨라. 비틀기 동작이 좀 더 쉽게 일어나게 하려면 등과 옆구리, 엉덩이와 복부 근육이 이완되어 있어야 한다. 항상 불편하지 않은 범위 내에서 동작을 할 수 있도록 하라.

10) 고관절 하이킹 Hip Hikes

지금까지 몸의 중심에 있는 근육, 즉 허리와 복부 그리고 옆구리의 근육을 이완/신장시키는 법을 배웠다. 이제 고관절의 움직임을 깨울 차례다. 등과 허리 깊은 곳의 근육이 신장되어 뇌의 통제력 안에 놓이게 되면 고관절과 골반의 움직임을 통합시키는 데 큰 도움이 된다. 하지만 허리와 옆구리 근육이 여전히 긴장되어 있어 움직임을 상실한 상태라면 골반 또한 자물쇠가 채워진 것처럼 움직임이 떨어진다.

고관절 하이킹은 말 그대로 고관절을 위 아래로 움직이는 동작이다. 많은 사람들이 나이가 들면서 이 동작을 잊어버린다. 하지만 댄스를 즐기는 사람들은 이 동작을 결코 잊지 않는다.

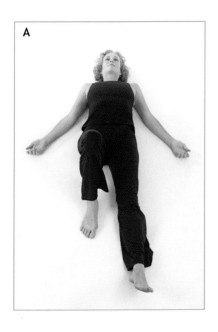

A. 등을 바닥에 대고 누운 자세에서 오른쪽 무릎은 세우고 왼다리는 쭉 편다. 이때 오른발 뒤꿈치는 엉덩이 가까이 당긴다. 양쪽 고관절은 이완되어 있어야 하며 골반은 평형을 이룬다. 양팔은 몸 옆에서 조금 떨어진 거리에 편안하게 놓는다.

10) 고관절 하이킹 Hip Hikes 이어서…

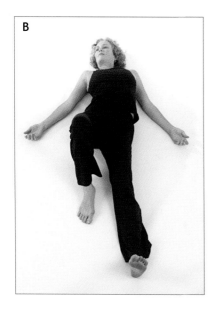

B. 오른쪽 고관절(고관절, 골반, 엉덩이가 모두 함께 움직인다)을 부드 럽게 겨드랑이 방향으로 끌어 올린다. 이때 하이킹이 일어나는 쪽 옆구 리 근육은 수축하며 반대편은 신장된다. 고관절 하이킹이 일어날 때 천 골과 골반은 마치 자동차 운전대처럼 회전한다. 앞에서 배웠던 '측굴' 동 작과 비슷하다.

고관절 하이킹이 제대로 일어나려면 허리의 근육은 아치를 이루지 않고 이완되어 바닥에 안착해 있어야 한다. 그래야 고관절이 바닥에서 부드럽 게 미끄러져 올라간다.

오른쪽 고관절 하이킹 동작을 충분히 하고 나서 중립자세로 돌아와 이 완한다.

반대쪽도 같은 요령으로 시행한다. 먼저 왼쪽 무릎은 세우고 오른다리는 쭉 편다. 천천히 왼쪽 고관절에서 하이킹 동작을 하고 중립자세로 돌아 와 이완한다. 각각의 자세에서 여러 번 반복 시행한다.

감지와 인지

고관절 하이킹은 토마스 한나가 '보행의 수직 차원vertical dimension of walking'이 라고 부르는 동작이다. 천천히 부드럽게 시행하며 강압적인 힘이 들어가지 않게 주의 한다. 한쪽에서 고관절 하이킹이 일어나면 그쪽 옆구리 근육이 수축하고 반대편은 신 장하는지 확인하라. 근육이 수축하는 부위만큼 신장하는 부위에도 관심을 기울여야 한다. 그래야 뇌가 전체적인 움직임을 자연스럽게 통합시킬 수 있다. 댄스를 배워본 적 이 있는 사람에게는 이 동작이 매우 익숙하고 즐거울 것이다. 고관절에 움직임이 풍부 해야 걷는 것이 더 쉬워진다는 사실을 기억하라.

11) 휴먼 엑스 Human X

이 동작을 통해 코어 부위의 근육이 이완되어 있을수록 팔과 다리에서 훨씬 더 풍부한 움직임을 만들 수 있다는 사실을 알게 될 것이다. 허리, 복부, 그리고 옆구리 근육에 긴장이 있으면 팔과 다리를 뻗는 동작이 제한된다. 앞에서 배웠던 코어 부위 근육을 이완하는 소마운동을 먼저 하고 이 동작을 시작하라.

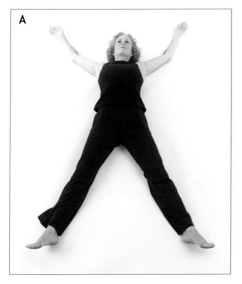

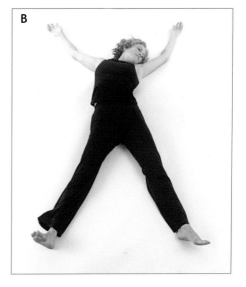

A. 등을 바닥에 대고 누운 자세에서 양손을 머리 위쪽으로 뻗는다. 이때 양손 간격은 자신의 어깨 넓이보다 조금 더 넓게 벌린다. 양다리도 고관절 넓이보다 조금 더 넓게 벌려 X자 모양이 되게 한다. 이때 어깨와 가슴 근육이 긴장되어 있다면 팔이 머리 위쪽 바닥에 제대로 닿지 않을 것이다. 그런 경우 팔 밑에 베개를 대서 받쳐도 좋다.

B. 오른발을 천천히 아래쪽으로 뻗는다. 그런 다음 중립자세로 되돌아와 이완한다. 줄에 매달린 꼭두각시 인형이 끌려가는 것처럼 느리고 게으른 느낌으로 시행한다.

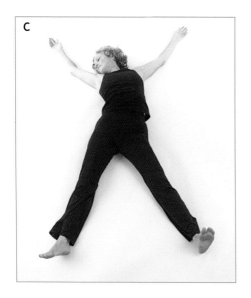

C. 같은 요령으로 왼다리를 뻗는다. 그런 다음 중립자세로 돌아와 이완한다. 몸 한쪽이 수축하면 반대쪽이 신장하는 느낌을 확인하라.

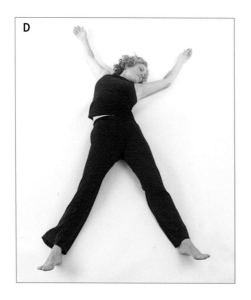

D. 이번엔 오른손을 위로 느리고 게으르게 뻗는다. 뻗은 다음 중립자세로 돌아와 이완한다. 팔을 뻗을 때도 앞에서와 마찬가지로 몸의 한쪽이 수축하면 반대쪽이 신장된다.

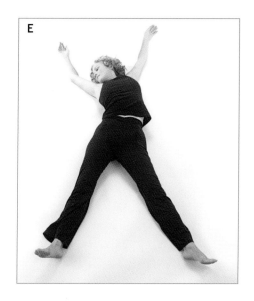

E. 이젠 왼손을 위로 뻗는다. 그런 다음 중립자세로 돌아와 이완한다. 이 동작을 통해 몸 중심 부위가 기분 좋게 이완되는 느낌이 들 것이다. 그 느낌을 즐겨라. 오른쪽이 수축하면 왼쪽이 신장하는지 다시 한번 확인하라.

오른다리, 왼다리, 오른손, 왼손으로 돌아가는 패턴을 4~5회 반복하라.

감지와 인지

휴먼 엑스 동작은 몸통의 굴곡근, 신전근, 복사근 모두를 자극한다. 이 동작을 매일 하게 되면 몸통 근육의 긴장이 풀리며 이완/신장된다. 코어 부위의 근육이 이완될수록 팔과 다리를 더 멀리 뻗을 수 있다는 사실을 기억하라. X자 패턴을 연습하게 되면 고관절이 위아래로 움직이며 옆구리 근육에 대한 인지도 높아진다. 이 동작은 골반의 유연성을 높이는 데에도 큰 도움을 주며 보행을 조금 더 쉽고 부드럽게 할 수 있는 몸을 만들어준다. 또한 다리길이 차이를 줄이는 데에도 효과적이다. 아침에 일어나 팔다리를 쭉 펴며 기지개를 켜는 것처럼 움직여라. 기분이 정말 좋을 것이다.

12) 발목 관절 내번/외번 Inversion and Eversion of the Feet

내번Inversion은 발을 내측 상방으로 들어 올려 발바닥이 안쪽을 향하도록 하는 동작이며, 외번eversion은 발을 외측 상방으로 들어 올려 발바닥이 바깥쪽을 향하도록 하는 동작이다. 이 동작을 통해 발, 무릎, 고관절, 그리고 허리의 연결성을 통합시킬 수 있게 될 것이다. 코어 근육이 이완되어 있어야 팔다리의 움직임이 쉬워진 다는 점을 명심하라.

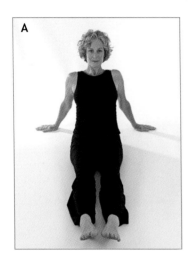

A. 다리를 쭉 편 상태에서 바닥에 앉는다. 양손으로 뒤쪽 바닥을 짚고 몸을 살짝 기댄다.

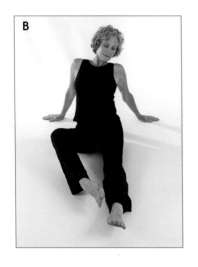

B. 오른발을 안쪽으로 돌려 발바닥이 살짝 얼굴을 향하게 한다. 이때 발바닥 에 뭐가 있는지 검사하는 것처럼 바라본다. 오른발이 안쪽으로 돌아갈 때 오 른쪽 무릎은 바깥쪽으로 떨어지고 발목은 굽힌다. 이 동작을 발의 내번이라 고 한다. 내번 동작에서는 발이 안쪽으로 돌아가고 무릎은 바깥쪽으로 떨어 진다. 이때 고관절이 열려 있어야 무릎이 바깥쪽으로 잘 내려간다. 발을 내번 시킬 때 허리 왼쪽에 아치가 생기는 것을 확인하라.

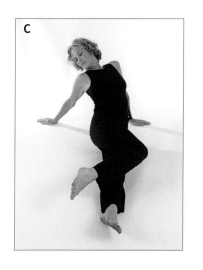

C. 이제 오른발을 바깥쪽으로 돌린다. 오른쪽 엉덩이를 바닥에서 살짝 들고 몸통을 왼쪽으로 돌린다. 그러면 오른쪽 무릎이 몸 안쪽으로 떨어져 왼무릎 위쪽으로 지나간다. 머리는 약간 오른쪽으로 돌려 오른발바닥에 뭐가 있는지 확인하듯 바라본다. 이 동작을 발의 외번이라고 한다. 외번 동작에서는 발이 바깥쪽으로 돌아가고 무릎은 안쪽으로 떨어져 반대편 무릎 위를 지나가는데, 이는 마치 무릎으로 누군가를 치는 것 같은 동작이다. 이때 외번 동작을 원활히 하기 위해 오른쪽 허리에 아치가 생기는 것을 확인하라.

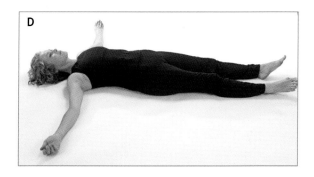

D. 이번엔 똑바로 누운 자세에서 내번/외번 동작을 해보자. 다리를 쭉 펴고 손은 양옆으로 뻗어서 T자 모양이 되게 한다.

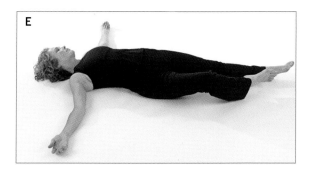

E. 오른발을 내번시키며 바닥에서 살짝 띄운다. 그런 다음 천천히 왼다리 옆을 따라 위로 당긴다. 이때 왼쪽 어깨로 바닥을 가볍게 누른다. 오른쪽 고관절이 열리며 오른쪽 무릎이 바깥쪽으로 떨어지도록 하라. 이 동작을 하면 왼쪽 허리에 아치가 생긴다.

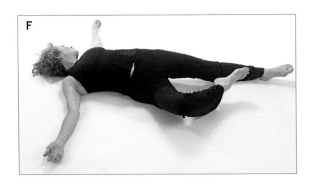

F. 내번시킨 오른발을 왼쪽 무릎 근처까지 계속 당긴다. 오른쪽 무릎도 계속 바깥쪽으로 떨어지며 오른쪽 고관절도 계속 열리도록 하라. 그러면 왼쪽 허리의 아치도 점점 커진다. 몸 전체가 부드럽게 비틀리는 느낌이 들 것이다. 오른쪽 엉덩이가 바닥을 누르는 무게감을 감지하라. 머리는 오른쪽 발바닥이 가리키는 방향인 왼쪽을 향해 돌아갈 수 있도록 한다.

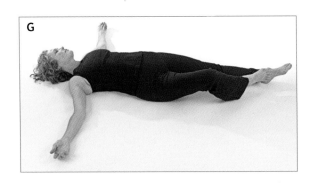

G. 오른발을 왼다리 안쪽을 따라 천천히 원래 자리로 되돌아온다. 허리는 신장/이완되어 바닥에 안착되고, 고관절은 중립자세로 되돌아오며, 몸 안쪽에 위치해 있던 무릎은 바깥으로 밀려나 쭉 펴진다. 가능한 부드럽게 동작하라.

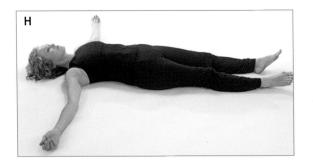

H. 중립자세에서 편히 이완하라.

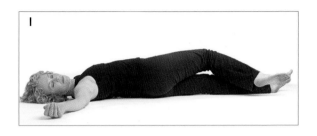

I. 이번에 오른발을 바닥에서 살짝 띄운 후 외번시
킨다. 오른무릎은 몸 안쪽으로 떨어져 왼다리쪽으로
향하고, 오른발은 몸 바깥쪽으로 향하고, 오른쪽 엉
덩이는 바닥에서 떨어진다.

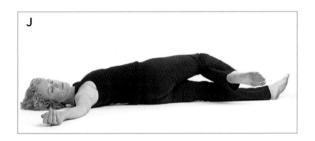

J. 오른발을 조금 더 위쪽으로 당겨 발바닥을 바라
보듯 하며, 오른무릎을 왼다리 위로 더 가깝게 가져
간다. 오른쪽 엉덩이는 바닥에서 떨어진 것을 넘어
왼쪽으로 돌아간다. 등 오른쪽은 아치가 생기며 늘
어나서 전체적인 움직임을 보조해준다. 머리는 오른
발쪽으로 돌린다.

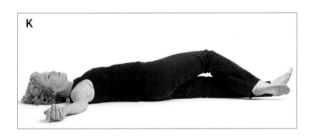

K. 천천히 오른발을 편다. 아치가 되었던 허리는 신
장되며 고관절은 중립자세로 회전해 되돌아가며, 오
른무릎도 쭉 펴진다.

12) 발목 관절 내번/외번 Inversion and Eversion of the Feet 이어서...

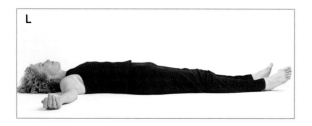

L. 발과 다리를 바닥에 내려놓고 완전히 이완한다. 이 시퀀스를 3~4회 반복하고, 반대쪽도 같은 요령으로 시행한다.

요약하면, 오른발을 내번시켜 반대쪽 무릎 근처까지 당기며 이때 오른무릎은 바깥으로 떨어지며 오른쪽 고관절은 열린다. 왼쪽 허리는 아치를 이루며 머리는 오른쪽 발바닥이 가리키는 쪽(왼쪽)으로 돌아간다. 오른다리를 펴서 중립자세로 가져간 다음 외번시킨다. 외번시킨 발을 위쪽으로 당기며 무릎은 몸 안쪽으로 떨어뜨린다. 이때 오른쪽 엉덩이는 바닥에서 떨어지며 오른쪽 허리엔 아치가 생긴다. 머리는 발바닥이 가리키는 방향(오른쪽)으로 돌아간다. 다시 중립자세로 돌아가면 하나의 시퀀스가 마무리된다.

감지와 인지

발, 머리, 고관절, 그리고 허리의 연결성을 감지하기 좋은 동작이다. 발의 움직임은 무릎을 움직이고, 무릎의 움직임은 고관절을 움직이며 허리까지 이어진다. 이러한 움직임은 자연스럽게 하나로 이어져야 한다. 자연스럽고 부드러운 움직임이 가능해지면 발, 무릎, 고관절의 통증을 감소시키는 데 도움이 될 것이다.

내번/외번 시퀀스를 잘하기 위해서는 허리 근육이 반드시 이완되어 있어야 한다. 허리 근육에서 아치와 트위스트 동작이 잘 일어나면 고관절을 열고 닫는 데 도움이 된다. 이런 동작은 몸에서 자연스럽게 생겨나야 한다. 감각인지와 운동통제를 높이는 것이 소마운동의 목적이란 것을 기억하기 바란다. 협응력을 높이려면 좀 더 몸을 현명하게 활용해야 한다.

13) 스키 타기 Skiing

이 동작에서는 앞서 배웠던 내번/외번 개념을 조금 더 많이 활용한다. 몸 전체를 회전하며 비트는 동작을 통해 발, 무릎, 고관절, 그리고 허리의 연결성에 대한 인지를 더욱 높일 수 있을 것이다.

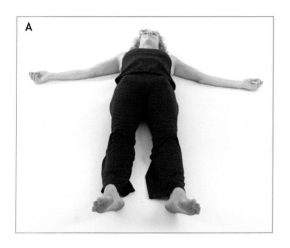

A. 허리를 바닥에 대고 누운 자세에서 다리는 쭉 펴고 양 팔은 90도로 편다. 무릎과 팔꿈치에는 긴장을 빼고 느슨한 상태를 유지하라.

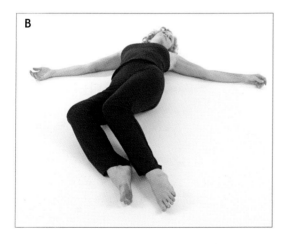

B. 천천히 오른발은 내번, 왼발은 외번시킨다. 양쪽 무릎은 오른쪽으로 떨어진다. 무릎 움직임에 맞추어 고관절과 허리의 움직임이 따라간다.

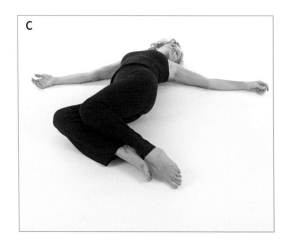

C. 양발은 머리쪽으로 천천히 당기며 무릎은 오른쪽으로 조금 더 떨어뜨린다. 허리는 발바닥이 향하는 방향(왼쪽)으로 부드럽게 아치를 이룬다. 자연스럽게 동작이 이루어지게 하며, 발과 무릎, 고관절과 몸통이 비틀리며 돌아가는 느낌을 감지하라. 스키를 타는 것처럼 즐거운 마음으로 하라.

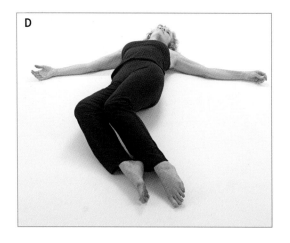

D. 무릎을 천천히 중립자세로 가져온다. 허리를 바닥으로 내리며 다리는 쭉 편다.

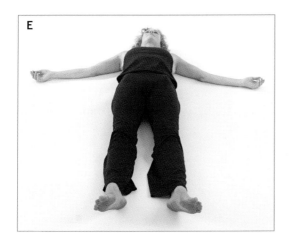

E. 다리는 쭉 펴고 허리는 바닥에 중립자세로 놓은 채로 완전히 이완하라.

오른쪽 한번, 왼쪽 한번을 하나의 시퀀스로 하며 5~6회 반복한다. 스키를 타고 천천히 언덕을 내려오는 모습을 상상하라.

감지와 인지

'스키 타기' 동작을 통해 발, 무릎, 고관절 그리고 다리 전체에 유연성이 얼마나 증가했는지 확인하라. 유연성은 코어뿐만 아니라 다리와 발의 이완 상태와도 관련이 있다. 내번/외번 기법을 통해 발과 다리가 조금 더 자유롭고 이완되며 뇌의 통제력이 살아나면 유연성은 따라오게 되어있다. 발의 움직임이 무릎, 고관절 그리고 허리의 움직임과 연계되어 있다는 것을 경험하게 되면 다양한 일상생활 동작들도 부드럽게 변해 갈 것이다.

14) 첨탑 트위스트 Steeple Twist

이 재밌는 동작은 몸통과 고관절 주변 근육을 이완시키는 데 유용하다. 첨탑 트위스트는 트라우마반사와 관련된 근육을 신장시키며 체간을 회전시키는 데도 도움이 된다. 또한 척추 유연성을 높여주는 동작이기도 하다. 척추를 부드럽게 비트는 움직임은 걷기, 뛰기 등과 같은 다양한 일상생활 동작에 포함되어 있는 인간의 기본적인 동작이다.

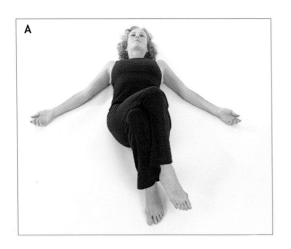

A. 누운 자세에서 무릎을 세우고 발은 엉덩이 가까이 당긴다. 그런 다음 오른다리를 왼다리 위에 교차시킨다. 팔은 45도 각도로 몸 옆에 떨어뜨려 놓는다.

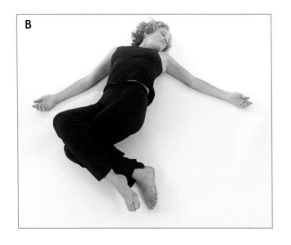

B. 숨을 들이쉬었다가 내쉬면서 위쪽에 있는 다리로 아래쪽에 있는 다리를 당겨 바닥쪽(오른쪽)으로 당긴다. 가슴과 복부 근육, 그리고 왼쪽 옆구리 근육을 이완시킨 상태에서 불편하지 않은 범위까지 다리를 움직인다. 다리가 오른쪽으로 회전할 때 머리는 왼쪽으로 돌아가도록 한다.

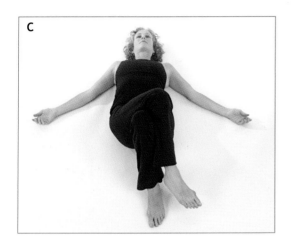

C. 숨을 들이쉬었다 내쉬면서 몸통의 모든 근육을 활용해 다리를 중간으로 가져온다.

A에서 **C**까지 동작을 6~8회 정도 반복한다. 이때 겨드랑이에서 가슴을 지나 고관절과 서혜부까지 근육이 신장되는 느낌을 감지하라. 다리를 바닥으로 당겼다 올리는 동작을 통해 몸통 전체 근육에 팬디큘레이션이 일어난다.

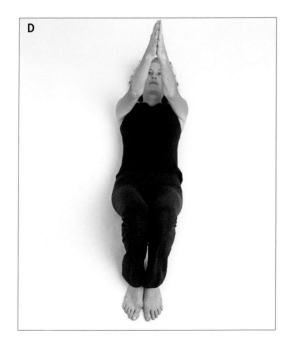

D. 교차되었던 다리를 풀고 나서 하나로 모은다. 양발을 하나로 모아 지면과 수직이 되게 세우고 엉덩이 가까이에 놓는다. 그러고 나서 양손바닥을 모아 붙인 후 첨탑처럼 만든다. 양손은 곧게 뻗어 천정을 향하게 한다. 팔꿈치는 곧게 펴고 손바닥엔 접착제가 붙어 있다고 상상하라.

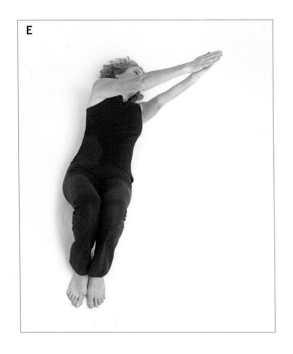

E. 숨을 들이쉬면서 '첨탑'을 왼쪽으로 기울인다. 시선은 손을 따라가라. 붙은 손이 왼쪽으로 기울면 오른쪽 어깨가 바닥에서 들리며 왼쪽 어깨로 더 많은 무게가 가해질 것이다. 손바닥은 미끄러지지 않게 하며 팔꿈치는 쭉 편다. 불편함이 느껴지지 않는 범위 내에서 동작을 한다. 상체가 왼쪽으로 돌아갈 때 무릎은 움직이지 않고 지면과 수직을 유지한다. 이 동작을 느리게 세 번 반복한다.

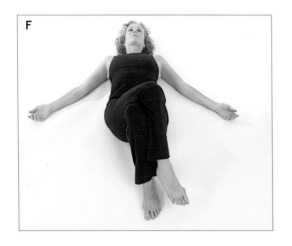

F. 양팔을 중립자세로 가져와 편안하게 이완한다. 오른 다리를 왼다리 위에 다시 교차시킨다.

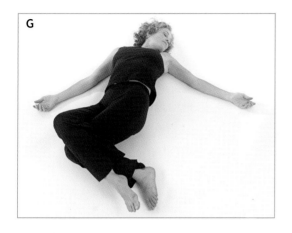

G

G. 숨을 들이쉬었다 내쉬면서 다리를 오른쪽으로 떨어뜨린다. 편안한 범위 내에서 동작을 진행한다. 몸통이 비틀리며 돌아가는 느낌을 감지하며 전체적인 가동범위가 처음에 비해 증가했는지 확인하라.

A에서 **G**까지를 왼쪽에서도 같은 요령으로 반복한다. 다리와 고관절의 좌우 움직임을 비교해서 감지한다.

감지와 인지

어깨와 고관절은 걸을 때 반대 방향으로 움직인다. 첨탑 트위스트 동작에서도 상체가 한쪽 방향으로 움직이면 고관절(하체)은 반대 방향으로 움직인다.

트위스트 동작을 할 때 가슴과 늑골을 지나 목까지 사선으로 이어진 선이 신장되는 느낌을 감지하라. 이 동작을 통해 엉덩이와 다리 측면까지 이완된 느낌이 들 것이다. 동작을 할 때마다 뭔가 새로운 것을 발견하려는 것처럼 시작하라. 가능한 느리게 부드럽게 동작을 할 수 있도록 한다. '첨탑' 모양을 한 양손을 기울일 때 등 깊은 부위에서 근육이 신장되는 느낌을 감지한다. 그리고 한쪽으로 기울였을 때와 반대쪽으로 기울였을 때의 차이를 비교해본다.

손을 '첨탑'처럼 해서 상체만을 독립적으로 움직인 다음 다리를 움직여 보면 조금 더 멀리 간다는 것을 느낄 수 있다. 이는 상체와 하체를 분리했기 때문이다. 이를 차별화differentiation라고 한다. 평소에 뇌가 익숙해 있지 않은 동작을 차별화했기 때문에 뇌에 더 큰 자극과 피드백을 한 것이다. 그 결과 큰 힘을 들이지 않고도 가동범위가 증가하게 되었다.

15) 좌식 트위스트 Seated Twist

좌식 트위스트는 목과 어깨 주변 근육을 자유롭게 하는 데 놀라운 효과가 있는 동작이며, 소마교육가인 모세 펠덴크라이스가 처음 고안했다. 큰 움직임을 만드는 각각의 개별 근육들에 의식을 집중하면 관절가동범위를 넓힐 수 있을 뿐만 아니라 각 근육도 좀 더 자유로워진다.

좌식 트위스트 동작은 특별히 큰 힘을 주거나 근육을 강하게 스트레칭하지 않고, 뇌의 신경학적인 패턴만을 변화시킴으로써 몸에 대한 인지능력과 통제능력을 높일 수 있음을 보여주는 완벽한 예라고 할 수 있다.

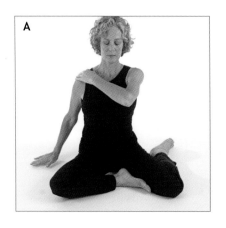

A. 무릎을 구부린 채 자리에 앉는다. 이때 오른쪽 허벅지는 밖으로 돌아가고 오른발은 내번하며, 왼쪽 허벅지는 안으로 돌아가며 왼발은 외번한다. 오른발 발바닥이 왼허벅지에 닿도록 자세를 조정한다. 오른손으로는 오른쪽 측면 바닥을 지탱하고 몸통은 지면과 수직을 이루며 양쪽 엉덩이에 몸무게가 고르게 분산되도록 한다. 이런 자세가 되는 게 가장 좋지만 신체 구조상 지지하는 오른손으로 몸통이 기울거나 왼쪽 엉덩이가 바닥에서 떨어져도 괜찮다. 왼손은 오른쪽 어깨 위에 올려놓으며, 이때 왼팔꿈치를 살짝 들면 어깨를 열어서 이완시키는 데에 도움이 된다. 그림처럼 '전면'을 향한 자세에서 눈을 감는다.

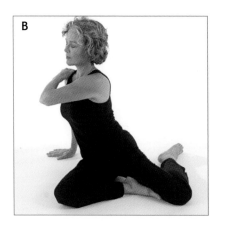

B. 불편함이 느껴지지 않는 범위에서 천천히 오른쪽 어깨 방향으로 몸을 비튼다.

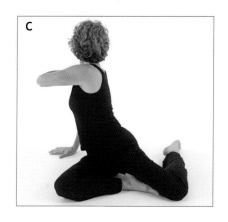

C. 몸을 계속 회전시켜 중립자세와 180도 정도 되는 지점까지 간다. 이 지점을 '후면'이라고 부르도록 하겠다. 하지만 180도까지 가지 못한다면 그것도 괜찮다. 갈 수 있는 한계 지점까지 갔다가 천천히 되돌아와 '전면'까지 온다. 이 동작을 느리게 세 번 반복하라. 세 번째 동작에서 후면, 또는 갈 수 있는 한계 지점에서 멈춘다. 그런 다음 눈을 뜨고 앞에 보이는 것들 중 표시가 될 만한 지점을 선정하라.

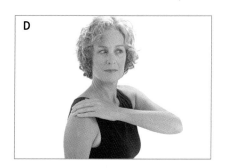

D. 몸통과 머리는 멈춘 상태에서 눈만 움직여서 왼쪽을 보았다 다시 오른쪽을 본다. 이 동작을 네 번 반복하라. 눈을 좌우로 움직일 때 시선 안에 들어오는 모든 것들을 확인한다는 느낌으로 천천히 하라. 그런 다음 천천히 몸 전체를 전면으로 가져온다.

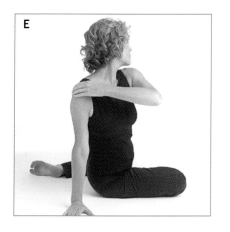

E. 호흡을 들이쉬며 몸을 오른쪽으로 비틀어 갈 수 있는 한계 지점에서 멈춘다. 그 상태에서 이번엔 머리와 눈을 동시에 왼쪽으로 돌린다.

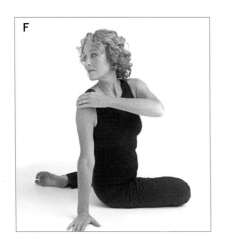

F. 앞의 동작에 이어서 머리와 눈을 천천히 반대 방향, 즉 오른쪽으로 돌린다. 이렇게 머리와 눈을 좌우로 돌리는 동작을 느리게 네 번 반복하라. 동작을 하면서 목과 눈의 감각을 감지하라. 눈과 목을 천천히 움직이며 의식을 집중하면 목 근육이 떨리는 느낌이 들 수도 있다. 머리를 좌우로 움직일 때 시선에 들어오는 모든 장면을 확인하듯 천천히 움직인다. 모든 동작이 끝났으면 천천히 몸 전체를 회전시켜 전면을 향하게 하라.

이제 눈을 감고 숨을 들이쉬면서 몸 전체를 후면까지 비튼다. 이 동작을 세 번 시행한 후 세 번째 동작에서 눈을 뜨고 처음보다 얼마나 멀리 몸통 회전이 일어났는지 확인하라.

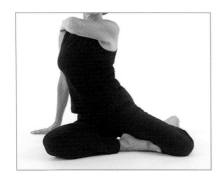

변형 동작 1

A와 같은 자세로 앉는다. 눈을 감고 의식은 왼쪽 골반에 둔다. 왼쪽 골반을 위아래로 몇 번 올렸다 내린다. 그런 다음 오른쪽으로 몸을 비틀면서 의도적으로 왼쪽 골반을 위로 들어 올린다. 골반을 드는 동작이 몸통을 회전하는 움직임의 일부가 될 수 있도록 한다. 되돌아와 전면을 바라본다.

이 동작을 세 번 반복하라. 요약하면, 숨을 들이쉬면서 골반을 들고, 동시에 몸통을 회전 한계 지점까지 비튼다. 동작을 할 때 왼쪽 늑골과 왼쪽 견갑골 내측연이 열리도록 한다. 세 번째 회전에서 멈춘 후 눈을 뜨고 몸의 회전이 얼마나 개선되었는지 살펴보라. 골반(고관절)을 드는 동작이 회전 범위를 넓히는 데 얼마나 기여하는지 확인한다.

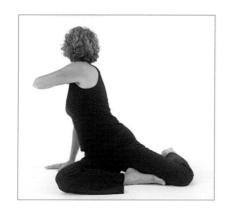

변형 동작 2

A와 같은 자세로 앉는다. 눈을 뜬 상태에서 숨을 들이쉬며 몸통을 회전시켜 한계 지점까지 간다. 몸통은 후면에 그대로 있는 상태에서 머리는 왼쪽 어깨를 향해 돌린다. 그런 다음 몸통은 전면을 향해 돌리면서 동시에 머리는 오른쪽 어깨를 향해 돌린다.

이 변형 동작을 3~5회 정도 느리고 부드럽게 반복한다. 이 동작이 매우 어려운 사람도 있다. 하지만 이를 통해 좀 더 복잡한 동작을 할 수 있는 가능성의 문이 열릴 것이다.

마지막으로 눈을 감은 상태에서 몸을 후면까지 비틀었다 전면으로 되돌아오는 동작을 세 번 반복한 후 세 번째 동작에서 멈추어 눈을 뜬다. 몸통의 회전 범위가 얼마나 늘어났는지 확인하라.

변형 동작 1, 2를 포함해서 앞에서 배운 모든 동작을 반대쪽에서도 같은 요령으로 시행한다. 뇌에 좀 더 큰 자극과 피드백을 주고 싶다면 다양한 변형 동작을 자유롭게 시도해 보는 것도 괜찮다.

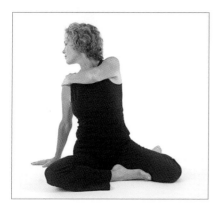

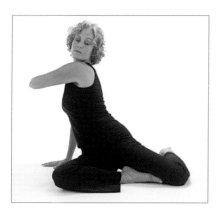

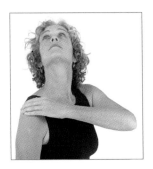 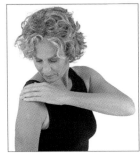

변형 동작 3

A와 같은 자세로 앉는다. 눈을 뜬 상태에서 숨을 들이쉬며 몸 전체를 우측으로 회전시켜 한계 지점까지 간다. 머리만을 천천히 위로 움직여 천정을 보고, 다시 천천히 내려 아래쪽을 바라본다. 이때 머리의 움직임과 시선의 움직임은 같은 방향이다. 이 동작을 느리게 네 번 반복하라. 그런 다음 천천히 전면으로 되돌아온다.

눈을 감은 상태에서 숨을 들이쉬며 몸통을 오른쪽 한계 지점까지 갔다 되돌아오는 동작을 세 번 반복하라. 그런 다음 세 번째 동작에서 눈을 떠서 몸통 회전이 얼마나 늘어났는지 확인한다.

감지와 인지

각각의 변형 동작을 통해 몸통의 회전의 얼마나 진보했는가?

동작을 할 때마다 새로운 형태의 변형 동작을 첨가하거나 또는 인지할 수 있는 영역을 변화시킴으로써 뇌에 근육을 통합시키는 새로운 정보를 제공할 수 있다. 여기서 배운 동작을 통해 몸을 차별화할 수 있었다. 머리와 눈을 차별화하고, 어깨와 목, 그리고 고관절을 차별화했다. 이 모든 차별화 기법을 통합하게 된다면 맨 처음 도달했던 지점보다 훨씬 더 먼 곳까지도 부드러운 회전이 일어날 것이다.

골반(고관절)을 들고, 흉곽(늑골)을 열고, 어깨와 목 그리고 머리를 회전시키고, 마지막으로 눈을 움직였다. 이 모든 개별 동작 패턴의 차이를 감지하라. 많은 사람들이 자신의 몸을 딱딱한 물질처럼 움직이는 데 익숙해 있다 보니 전체 움직임은 좀 더 작은 부분의 움직임으로 이루어져 있다는 사실을 잊어버린다. 좌식 트위스트 동작을 통해 개별 동작을 통합시키는 법을 배울 수 있다.

16) 워킹 레슨 1 Walking Lessons 1

여기서는 앞에서 배웠던 허리 근육을 신장/이완시키기, 고관절 하이킹, 그리고 트위스트 동작을 하나로 결합시켜 몸의 협응력을 높이는 법을 배울 수 있다. 이 동작은 정상적인 보행의 메커니즘을 반영한다. 다른 게 있다면 '중력이 빠져있다'는 점이다. 워킹 레슨을 하고 나서 '중력이 가해지는' 입식standing 자세를 취하면 걷기가 한결 부드럽고 신선하게 느껴질 것이다.

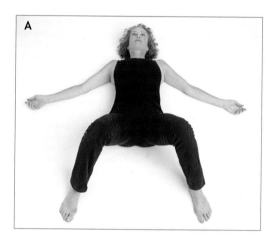

A. 등을 바닥에 대고 누운 자세에서 무릎은 세우고 발은 넓게 벌린다. 양팔은 몸 옆에 45도 각도로 이완시켜 놓는다.

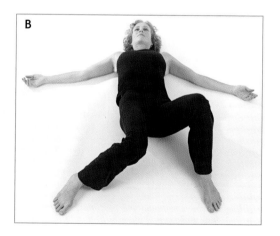

B. 천천히 오른무릎을 몸 안쪽으로 떨어뜨려 왼쪽 발뒤꿈치로 향한다. 골반이 왼쪽으로 살짝 굴러갈 때 오른쪽 허리와 옆구리 근육은 이완되도록 한다. 무릎이 안쪽으로 떨어질 때 오른발 내측에서도 굴러가는 느낌이 난다. 이때 어깨는 바닥에 편안하게 이완되어 있다.

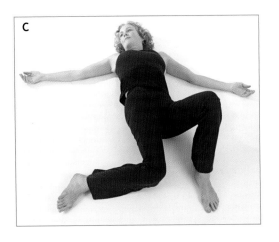

C. 불편하지 않은 범위 내에서 오른쪽 무릎과 다리를 몸 안쪽으로 천천히 떨어뜨린다. 무릎이 몸 안쪽과 바닥으로 내려갈 때 옆구리와 허리, 그리고 복부 근육이 신장된다. 이때 골반이 왼쪽으로 굴러가야 다리의 움직임이 부드러워진다. 이 동작을 천천히 5~8회 반복하라.
스트레칭 하는 것처럼 강하게 누르지 말고 편안하게 할 수 있는 만큼 동작한다. 그런 다음 내려갔던 무릎을 중립자세로 되돌린다.

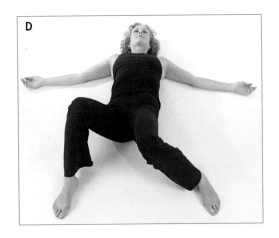

D. 왼쪽 무릎과 다리에서도 같은 동작을 5~8회 반복한다. 왼무릎이 안쪽/아래쪽으로 떨어지며 천천히 오른발뒤꿈치를 향해 내려갈 때 허리는 이완되어 있어야 한다.

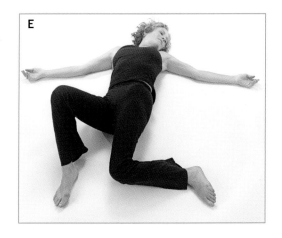

E. 허리 근육이 늘어나며 골반이 앞쪽/위쪽으로 굴러갈 수 있도록 하라. 그러면 무릎이 반대편 발뒤꿈치에 좀 더 가까지 갈 수 있다. 골반이 굴러가는 느낌을 즐겨라.

무릎을 중립자세로 가져온 다음, 이번에는 좌우를 번갈아가며 시행한다. 오른무릎이 내려갔다 되돌아온 다음 왼무릎이 내려가는 동작이다. 무릎이 움직일 때 골반이 돌아가며 등 근육은 이완된다. 무릎이 안쪽/아래쪽으로 내려갈 때 발 안쪽에서도 굴러가는 느낌이 난다. 각각의 동작을 부드럽게 이완된 상태에서 할 수 있다면 조금 더 속도를 높여라. 아이가 된 것처럼 즐기면서 다리가 움직임을 즐겨보라.

감지와 인지

허리와 복부 근육이 긴장되어 있을 때 고관절과 골반에서 구르는 느낌이 나지 않는지 확인하라. 하지의 움직임은 다리가 아니라 골반과 허리에서 비롯된다. 그래서 코어 근육이 긴장되어 있으면 골반은 자물쇠가 잠긴 것처럼 고정되어 이완하지 못하며 무릎과 다리가 반대쪽 발뒤꿈치로 내려가는 움직임을 제한한다.

한 다리가 내려갔다 올라오고, 반대편 다리가 또 내려갔다 올라오는 동안 골반이 드럼통처럼 구르는 느낌을 감지하라. 이 동작을 할 때 천골에서도 부드럽게 구르는 느낌을 감지할 수 있을 것이다. 한 다리가 바닥으로 내려갈 때 반대편 허리가 수축하는지 확인하라. 이러한 움직임은 걸을 때 일어난다. 로큰롤 음악에 맞춰 춤을 추는 것처럼 다리와 골반이 잘 움직이는 것을 두려워할 이유는 어디에도 없다.

17) 워킹 레슨 2 Walking Lessons 2

이제 워킹 레슨 1에서 배웠던 것을 확장시켜 보자. 무릎과 다리를 안쪽으로 떨어뜨렸을 때 허리가 신장되며 골반이 굴러갔던 것을 되새겨 보라. 워킹 레슨 1에서 했던 동작의 느낌을 인지한 상태에서 이번엔 무릎과 다리를 앞으로 움직이는 연습을 할 것이다.

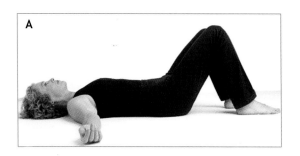

A. 등을 바닥에 대고 누운 자세에서 무릎을 세우고 발은 엉덩이 가까이 당긴다.

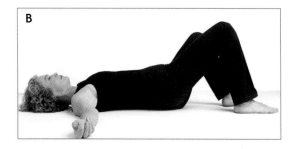

B. 오른발로 바닥을 누르면서 오른쪽 무릎과 허벅지가 똑바로 앞쪽으로 움직이게 한다. 이때 움직임이 잘 일어나도록 오른쪽 엉덩이를 위로 살짝 들어올린다. 허리에는 아치가 조금 생기고 오른쪽 몸통 전체가 신장될 것이다. 워킹 레슨 1에서 했던 무릎을 안쪽으로 떨어뜨리는 동작에서도 같은 현상이 일어났다. 다만 이번엔 무릎이 앞으로 이동한다.

앞으로 나갔던 무릎과 다리를 중립자세로 되돌리고 엉덩이는 바닥에 안착시킨다. 이 동작을 4~6번 반복한다.

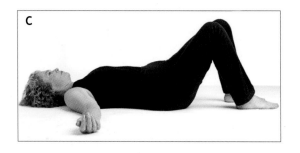

C. 같은 요령으로 왼다리에서도 시행한다. 동작을 할 때 왼발바닥은 바닥에 나무처럼 견고하게 뿌리를 내리고 있어야 한다.

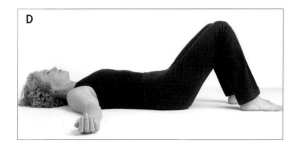

D. 무릎과 다리, 그리고 엉덩이를 중립자세로 가져온다. 이 동작을 4~6번 반복한다.

이제 번갈아가면서 시행한다. 먼저 오른쪽 무릎과 허벅지를 앞쪽으로 밀고, 그런 다음 왼쪽 무릎과 허벅지를 민다. 이때 골반이 굴러간다는 사실을 기억하라.

감지와 인지

고관절 하이킹 동작에서는 보행의 수직적인 측면(상하 움직임)을 다루었다면 이 동작은 보행의 수평적인 측면(전후 움직임)을 다룬다. 워킹 레슨 1에서 배웠던 '무릎이 안쪽으로 떨어지는 움직임'처럼 골반이 드럼통처럼 굴러가야 무릎과 허벅지가 앞으로 이동할 수 있다. 달리기 할 때를 생각해보라. 한 다리가 앞으로 나가면서 골반은 약간 앞쪽으로 비틀리고 보행 동작을 원활히 하기 위해 허리 근육은 이완된다. 무릎이 앞으로 이동하는 순간 같은 쪽 체간 근육은 신장되며 반대쪽 고관절 주변 근육은 자연스럽게 수축한다. 이런 움직임은 걷거나 달리는 동작에 내재되어 있다. 이 모든 것들은 편안하고 이완된 보행을 만드는 중요한 요소이다.

골반에서 롤링rolling(구르기)과 트위스팅twisting(비틀기)이 어떻게 일어나는지 감지하기 어렵다면 바닥에 누워서 골반 위에 양손을 올려놓고 그 느낌을 확인해보라. 한쪽 골반이 천정 방향으로 들릴 때 몸무게는 반대쪽 골반으로 이동한다. 그런 다음 반대쪽 골반이 천정 방향으로 들리고 위로 올라갔던 골반은 바닥으로 천천히 내려온다. 이런 움직임에 익숙해지면 속도를 조금 더 올린다. 천골과 골반에서 드럼통이 부드럽게 굴러가는 움직임이 발생한다.

18) 거울 피드백 - 의자에 앉은 자세 Seated Mirror Study

당신에게 만성요통 또는 목과 어깨 통증이 있는가? 일을 할 때 온종일 의자에 앉아 있지는 않는가? 의자에 '바른 자세'로 앉아 있는 것은 자신이 느끼는 것보다 몸에 무리가 많이 간다. 여기서 배우는 동작을 통해 당신은 좀 더 균형 잡힌 자세로 앉을 수 있게 될 것이다. 또한 앉아서 생활할 때 불편한 느낌을 스스로 개선시킬 수도 있을 것이다.

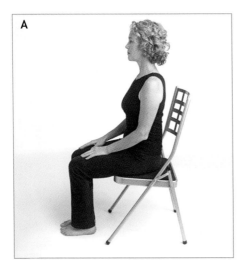

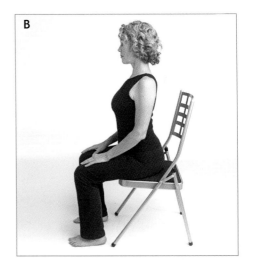

A. 바닥이 견고하고 딱딱한 의자에 앉는다. 의자 앞에는 전신거울을 놓고 앉았을 때 자신의 모습이 한눈에 들어오게 한다. 사진의 모습이 중립자세이다. 이 자세에서 골반 위의 척추는 균형을 유지하며, 등과 허리의 근육은 이완되어 있어야 한다.

B. 이제 허리에 아치를 만들며 가슴을 앞으로 약간 내민다. 이게 바로 일반인들이 소위 '바르게' 앉았다고 착각하는 두 가지 자세 중 하나이다. 전형적인 초록등반사 자세이며 허리와 등에 아치가 생기고 무게가 앞으로 이동한 형상을 하고 있다. 초록등반사는 튀어나갈 준비가 되었거나 일을 완수하려고 긴장하는 상태에서 나타난다. 이 자세에서는 척추가 전체적으로 지면과 수직을 이루며 이완되어 있지 않고 뒤로 활처럼 휜다. 꼬리뼈에서부터 목까지 척추기립근 전체가 단축되어 있는 자세이기도 하다. 하루 종일 컴퓨터 앞에 앉아 생활하는 사람들에게서 자주 볼 수 있는 모습이다.

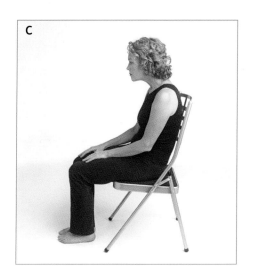

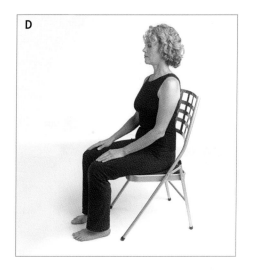

C. 이번엔 구부정하게 앉는 모습을 해서 등으로 의자 등받이에 기대보라. 이때 어깨도 안으로 말려있다. 이 자세는 일반인들이 소위 '바르게' 앉았다고 착각하는 또 다른 버전이다. 이는 초록등반사 자세와는 정반대이다. 복부는 긴장되어 있고 몸무게는 골반 뒤쪽으로 몰리며 머리는 앞으로 나온다. 이 빨간등반사 자세는 목과 등 위쪽 부위에 긴장과 통증을 유발한다.

몸을 활처럼 뒤로 젖히든 아니면 구부정하게 하든 극단적인 자세는 몸을 망가뜨리는 요소로 작용한다. 초록등반사와 빨간등반사가 강해진 자세에 적응하게 되면 시간이 갈수록 뇌는 그 상태를 '정상'이라고 착각하게 된다. 결국 '정상'이라고 착각한 그 안 좋은 자세만을 끊임없이 반복하는 몸을 갖게 된다.

D. 이제 눈을 감고 자신이 '바르다'고 느껴지는 자세를 만들어 보라. 그런 다음 눈을 떠서 거울 속의 자신을 바라본다. 아치 자세를 하고 있는가? 아니면 굽은 자세를 하고 있는가? 당신이 '정상'이라고 착각하고 있는 자세는 무엇인가? 자신의 현재 신체 느낌을 확인하되 그 자세를 바꾸려고 하지 말라. 이제 다시 눈을 감는다.

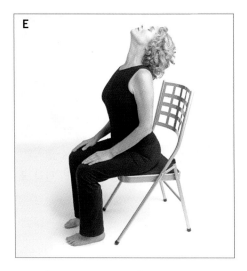

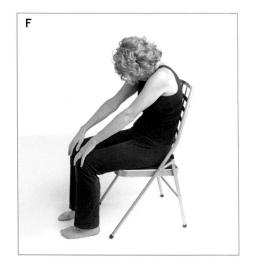

E. 눈을 감은 상태에서 숨을 들이쉬면서 천천히 척추에 아치를 만들며 천정을 바라보듯이 움직인다. 골반은 전방으로 회전되며 허리엔 아치가 만들어진다. 이때 몸 앞쪽은 이완되어 길게 열리는 느낌이 나도록 한다.

F. 숨을 내쉬면서 골반을 후방으로 회전시키며 몸을 둥글게 만다. 머리는 아래로 떨어뜨리며 코어 부위로 몸이 말리는 느낌으로 동작한다.
이러한 아칭arching(활 만들기)과 라운딩 rounding(둥글게 말기) 패턴을 2~3회 반복한다. 골반이 앞뒤로 회전할 때 동작은 느리고 부드럽게 이루어져야 한다. 아칭 동작에서 머리는 뒤로 가고, 라운딩 동작에서 머리는 아래로 떨어진다.

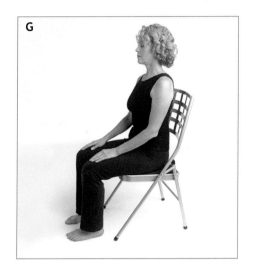

G. 이제 천천히 뇌가 '바르다'고 느끼는 자세를 찾는다. 눈은 감은 상태에서 허리와 등, 그리고 척추 전체의 느낌을 감지한다. 좌골 위에 이들이 제대로 배열되어 있는 느낌이 나는가? 아니면 앞쪽이나 뒤쪽으로 쏠려있는 느낌이 나는가? 스스로 바르다고 느껴지는 자세가 되도록 자세를 교정해보라. 엉덩이를 이완시킨 상태에서 좌골을 좌우로 굴려보라. 서혜부 근처에서 굴곡근을 만져보라. 이완된 느낌이 나는가? 만약 굴곡근이 이완되어 균형잡힌 느낌이 난다면 눈을 떠라. 거울에 보이는 모습과 내적인 느낌이 일치하는지 확인하라. 거울에 보이는 자신의 모습이 여전히 앞뒤로 구부정한 느낌이 든다면 눈을 감고 앞의 동작을 다시 한번 해본다. 이 동작의 목적은 '바르다'는 내적인 느낌과 거울에 보이는 모습을 일치시키는 것이다.

감지와 인지

이 동작을 통해 당신의 앉는 습관이 완전히 바뀔 것이다. 연습을 반복할수록 좀 더 어렵지 않고, 피곤하지 않게 앉을 수 있게 된다. 내적인 인지와 실제로 보이는 모습을 일치시켰기 때문이다. 처음엔 자신이 구부정하거나 균형이 어긋난 것처럼 느껴질 수도 있다. 하지만 걱정하지 말라. 연습을 통해 뇌는 느리지만 확실하게 필요한 변화를 만들어 습관을 변화시킬 것이다. 결국엔 자세를 구부정하게 하거나 허리에 아치를 잔뜩 주고 앉는 게 오히려 이상하게 느껴질 것이다.

19) 거울 피드백 – 서서 측굴하는 자세 Side Bend Mirror Study

이 동작을 통해 몸이 '좌우 대칭으로 균형 잡혔다'는 정확한 느낌을 갖게 될 것이다.

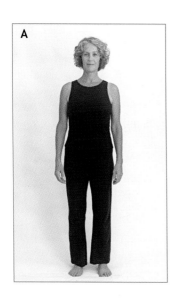

A. 전신거울 앞에 똑바로 서서 자신이 어떻게 보이는지 확인한다. 어깨는 좌우 대칭인가? 한쪽이 반대쪽보다 더 낮지는 않는가? 팔은 어떤가? 한쪽 팔이 반대쪽보다 더 길어 보이지 않는가? 양발에 몸무게가 고르게 실리는가? 이제 눈을 감고 자신이 '정상'이라고 느껴지는 자세를 찾아 어떻게 느껴지는지 확인하라.

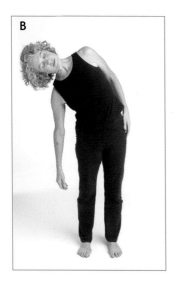

B. 눈을 감은 상태에서 숨을 들이쉬며 천천히 오른쪽으로 몸을 굽힌다. 측면으로 내려가는 동작이지 몸을 앞뒤로 비트는 게 아니다. 왼쪽 옆구리 근육이 늘어나면서 왼쪽 흉곽이 확장되어야 오른쪽으로 굽히는 동작이 잘 일어난다. 굽힐 때 오른쪽 옆구리 근육이 수축하는지 확인하라.

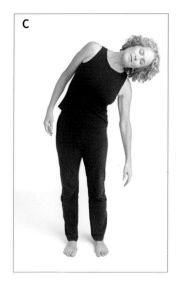

C. 눈을 감은 상태에서 숨을 내쉬며 천천히 중립자세로 올라온다. 다시 반대 방향(왼쪽)으로 굽히며 숨을 깊게 들이쉰다. 이때 오른쪽 옆구리 근육이 신장되며 오른쪽 흉곽이 확장되고, 왼쪽 옆구리 근육은 수축한다. 숨을 내쉬면서 다시 중립자세로 되돌아온다. 오른쪽으로 내려갔다 올라오고, 왼쪽으로 내려갔다 다시 올라오는 동작이 한 시퀀스다.

중립자세에서 무게분산 상태를 감지한다. 눈은 계속 감고 있다. 좌우 균형이 맞추어졌는가? 흉곽과 옆구리의 좌우 느낌을 감지하라. 한쪽이 반대쪽에 비해 더 이완된 느낌이 나는가? 양발에 고르게 무게가 분산된 상태로 서 있는가? 어깨는 좌우 대칭된 느낌이 드는가? 몸 좌우측이 신장된 느낌을 확인하라. 좌우가 대칭적이고 균형 잡힌 느낌이 든다면 눈을 뜬다. 거울 속에 보이는 자신의 모습을 확인하라. 만일 어깨 한쪽이 더 끌려 내려가 기울어진 느낌이 난다면 눈을 감고 **A**에서 **C**까지 동작을 다시 한 번 반복하라. 중립자세에서 균형 잡힌 느낌이 들 때까지 반복한다.

감지와 인지

몸을 한쪽으로 굽힐 때 어깨는 자연스럽게 따라가게 하라. 오른쪽 또는 왼쪽으로 굽힐 때 한쪽 측면이 수축하면 반대쪽 측면이 신장되는 것을 감지하라. 몸을 옆으로 굽히게 하는 것은 어깨 주변 근육이 아니라 측면 근육이다. 감각인지를 높이고 싶다면 숨을 들이쉬며 몸을 측면으로 굽힐 때 흉곽 옆에 손을 댄다. 신장하는 쪽 흉곽이 손 아래에서 확장하는 느낌을 감지하라.

앞에서 배운 모든 소마운동과 마찬가지로 이 동작도 근육에 대한 통제력을 높이며 고유수용감각을 깨우는 것이 목적이다. 몸에 대한 내적인지를 좀 더 정교하게 다듬어서 거울에 보이는 실제 모습과 일치시켜라. 그러면 거울이 없어도 스스로를 교정하고 모니터하는 능력을 갖게 될 것이다.

20) 자세교정 베개 Posture Pillow

바른 자세를 만들려고 어린 소녀가 머리 위에 책을 올리고 걷는 옛날 사진이 생각나는가? 다른 나라에서는 머리에 무거운 물건을 올리고 운반하는 사람들도 있다. 나는 인도에서 머리에 벽돌을 이고 나르는 여인들, 아프리카에서는 접시처럼 돌돌 만 타월을 머리에 얹고 시장에 가는 여인들을 본 적이 있다. 머리에 무거운 것을 얹고 움직이면 위험 부담이 있긴 하지만 자세를 교정하고 몸을 바르게 하는데 효과가 있다. 나는 인도와 아프리카에서 등이 굽고 허리에 아치가 생긴 사람들을 별로 보지 못했다.

처음 이 동작을 연습할 때는 베게보다 더 무거운 것을 얹지 말라. 동작을 마스터하지 못한 채 무거운 물건을 머리에 이고 움직이면 목 근육이 긴장하거나 상처를 입을 수 있으므로 주의하라.

골반이 긴장되고 움직임이 떨어진 상태에서는 무거운 물건을 머리에 얹고 움직이는 것이 정말 어렵다는 것도 이 동작을 통해 알게 될 것이다. 지진이 나면 내진 설계가 잘 된 건물은 가볍게 흔들리며 충격을 분산시키듯, 인간의 몸도 걷거나 달릴 때 자유로운 움직임이 일어나거나 약간의 비틀림이 일어나야 한다. 여기서 배우는 동작을 통해 관절의 충격 흡수력이 좋아지고 효율적이고 통합적인 움직임을 할 수 있게 될 것이다. 허리가 뻣뻣해지는 것이 어떤 이에게는 일시적으로 요통을 예방해주기도 하지만, 본질적으로 요통을 유발시키는 요인이 된다.

본격적인 동작을 하기에 앞서 바닥에 편히 누워 몸을 이완시켜라. 심호흡을 하며 코어의 느낌을 감지하라. 약 1분 정도 이렇게 하고 나서 일어난다. 일어선 자세에서 느낌을 확인한다. 서 있을 때 몸무게가 어떻게 분산되어 있는가? 흉곽 느낌은 어떤가? 열려서 이완된 느낌인가? 아니면 긴장되어 있는가? 어깨는 균형 잡힌 느낌인가?

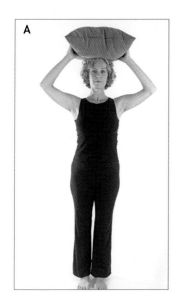

A. 선 자세에서 머리 위에 베게를 올린다. 양팔꿈치를 바깥으로 향한 상태에서 양손으로 베개를 가볍게 잡는다. 그리고 나서 늑골의 느낌을 감지하라. 심호흡을 하며 늑골을 부드럽게 들어올린다. 머리에 무언가가 올라가 있을 때 흉곽을 움직이는 게 쉽게 느껴지는가? 복부 근육이 신장되어 몸의 중심을 받쳐주는 느낌을 감지해본다.

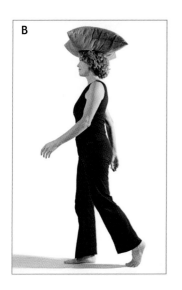

B. 천천히 걸으며 골반이 가볍게 흔들리며 돌아가도록 한다. 자신의 키가 어느 정도인지 감지해보라. 몇 분간 걸어본 다음 베개를 내려놓고 자리에 눕는다. 그리고 심호흡을 하며 몸의 중심을 느껴본다. 머리에 베개를 얹고 걷기 이전과 이후의 느낌 차이는 어떠한가? 이때의 변화된 느낌을 생활 속에 적용하며 자신의 움직임에 어떤 영향을 주는지 확인해보라.

21) 어깨 풀기 The Shrug

지난 몇 년간 많은 친구와 고객들이 내게 전화를 해서, "지금 아파 죽겠는데 찾아갈 만한 여건이 안되요" 또는 "휴가중이라서요", "사무실에 있어요", "기차 안인데요" 하며 자신의 사정을 호소하곤 했다. 그러면서, "집에서도 통증을 없앨 수 없는 좋은 방법이 없나요?"하고 물어본다.

답은 늘 강한 "예스!" 였다. 지금까지 이 책을 읽어오면서 이미 알아챘겠지만, 여기서 제시하는 동작을 통해 당신은 내적 인지를 높이고 움직이는 법을 개선시킴으로써 만성근육통에서 자유로워질 수 있다. 하지만 통증이 가득한 상황에서도 여기서 배운 테크닉들을 기억해 낼 수 있겠는가?

내게 찾아오는 고객들 중 많은 이들이 "잠을 잘 못자서 어깨가 아픈가 봐요"라는 불평을 터트리곤 한다. 이런 경우는 보통 어깨 위쪽이나 등에 있는 견갑골 아래 근육에 문제가 생겼다고 볼 수 있다. 팔 위쪽에 달라붙는 가슴 근육도 문제를 일으키는 요인일 수 있다. 여기서 배우는 동작을 통해 이러한 어깨 문제가 있는 사람들이 도움을 받을 수 있을 것이다.

어깨 풀기 동작은 나침반의 방향침이 동서남북을 가리키는 것과 같은 단순한 움직임이다. 이렇게 이미지를 그리면서 동작을 하면 심하게 올라오는 통증을 잊는 데 도움이 될 것이다.

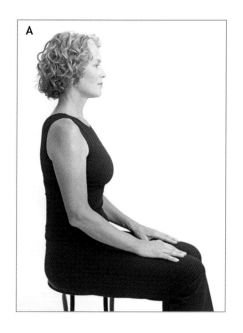

A. 신체 전면에 전신거울을 놓고 견고하고 딱딱한 의자에 앉는다. 거울 속에 비친 자신의 모습을 확인하라. 사진에서처럼 허리가 이완된 중립자세를 취하라. 골반의 지지를 받아 척추는 균형을 이루며 척추 주변 근육은 이완되어 있어야 한다.

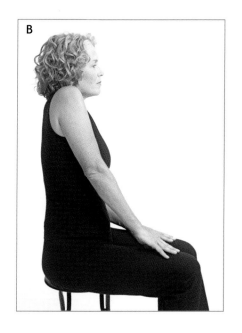

B. 오른쪽 어깨를 들어 귀쪽으로 가져간다. 그런 다음 천천히 내려 중립자세로 되돌아온다. 어깨를 위로 끌어올릴 때 이전에 있던 긴장점보다 조금 더 수축하면 팬디큘레이션 반응을 일으키게 된다. 이 동작을 천천히 네 번 반복한다. 어깨를 귀로 끌어 올릴 때 늑골을 통해 흉곽이 열리는 느낌을 확인하라. 움직임이 덜커덕거리지 않고 부드럽게 이어지도록 한다.

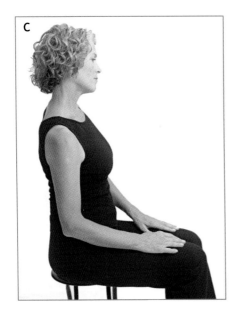

C. 중립자세에서 오른쪽 어깨를 아래쪽 옆구리 방향으로 당긴다. 그런 다음 천천히 중립자세로 다시 되돌아온다. 이 동작을 네 번 반복하라.

어깨를 아래로 당길 때 당겨진 쪽의 흉곽이 압박되는 느낌을 확인하라. 그리고 다시 중립자세로 되돌아 올 때 흉곽이 늘어나며 이완되는 느낌을 감지하라. 어깨의 움직임은 코어와 관련을 맺고 있다.

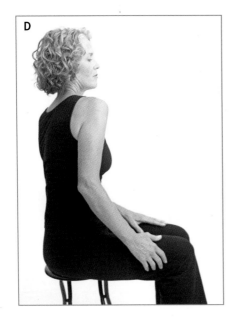

D. 이번에는 어깨를 천천히 앞쪽/안쪽으로 당긴 다음 다시 중립자세로 돌아온다. 이 동작을 네 번 반복하라.

어깨를 앞쪽으로 당길 때 가슴 근육이 수축하는지 확인한다. 동작을 할 때 어깨 뒤쪽이 열리는지도 감지한다. 중립자세로 돌아올 때 가슴 근육이 늘어나며 이완된다.

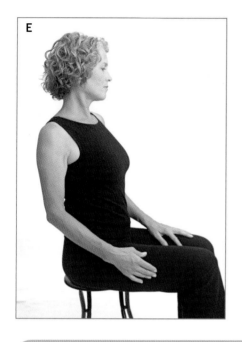

E. 어깨를 천천히 뒤로 당겨 척추와 견갑골 사이 근육을 가볍게 압박한다. 그런 다음 중립자세로 돌아온다. 이 동작을 네 번 반복하라.

어깨를 뒤로 당길 때 가슴 부위가 열리는 느낌을 확인하라. 이때 복부 근육이 이완되는 느낌을 받을 수도 있다.

이제 어깨를 시계 바늘이 돌아가는 것처럼 움직여보자. 먼저 어깨를 귀 방향으로 끌어올린다. 그런 다음 앞쪽으로 아치를 그리며 옆구리 방향으로 끌어 내린다. 계속해서 천천히 뒤쪽으로 당긴 후 위로 올라온다. 이 동작을 네 번 반복하라. 그 다음 반대 방향, 즉 반시계 방향으로도 네 번 시행한다.

감지와 인지

어깨를 앞으로 움직이는 것과 뒤로 움직이는 것 중 어느 동작이 더 쉬운가 확인한다. 어깨를 회전시킬 때 움직임이 동그랗지 않고 직선이 되는 부위는 어디인가? 움직임은 부드러운가 아니면 거친가? 천천히 그리고 부드럽게 동작하라. 통증은 일어나지 않으면서 자신이 하는 동작을 모두 인지하며 연습한다.

A에서 E까지 동작을 할 때 늘 느리고 부드럽게 근육을 수축하고 이완시켜야 한다는 사실을 기억하라. '동결된' 어깨를 '해동'시켜 이완하는 것이 이 동작의 목적이다. 동작을 할 때마다 근육이 점점 부드러워지며 조금씩 이완되는 느낌이 들 것이다. 여기서 배운 '어깨 풀기' 동작은 애초에 어깨에 문제를 만들었던 잘못된 자세를 재현함으로써 팬디큘레이션 원리를 이용해 그걸 풀어내는 것이 목적이다. 그러므로 동작을 통해 '동결'된 상태에서 탈출할 수 있어야 한다.

6. 서서하는 소마운동

토마스 한나의 소마운동뿐만 아니라 다른 형태의 소마교육에서도 처음 동작을 배울 때는 바닥에 누운 상태에서 시작한다. 왜냐하면 만성근육통이 있는 사람들은 대부분 뇌가 오래된 근육 패턴에 사로잡혀 있어 '중력이 작용하는' 선 자세를 취하면 긴장을 풀기가 쉽지 않기 때문이다. 감각운동기억상실증이 있는 사람이라면 누운 자세에서 근육에 대한 인지를 높이는 운동을 시작하는 것이 가장 효과적이다. 중력과 다투지 않은 상태에서 오래된 습관을 변화시키고 새로운 감각을 습득하기가 훨씬 쉽다. 누운 자세에서 소마운동을 하고 나서 일어서면 뭔가 이전과는 다르고 이상한 느낌 또는 균형이 깨진 것 같은 느낌을 받을지도 모른다. 많은 고객들이 자신의 몸에 대한 통제력이 개선된 후 내게 그런 변화에 대해 이야기 한다. 하지만 새로운 감각에 점점 적응하게 되면서 이상한 느낌은 얼마 안 있어 사라진다.

앞에서 제시했던 소마운동을 통해 허리와 옆구리, 복부와 목, 그리고 어깨와 골반의 가동성과 균형이 높아졌다면 일어서서 조금 더 쉽고 재미있으며 기능적인 동작을 연습하지 않을 이유가 없다. 서서하는 소마운동은 앞서 익힌 좋은 습관을 조금 더 깊게 몸에 각인시킬 수 있도록 설계되어 있다. 중력 안에서도 좋은 습관을 유지할 수 있다면 일상생활 동작에 새로운 패턴을 통합시키기가 더욱 쉬워질 것이다.

이완되고 신장되어 균형 잡힌 느낌을 어디에서나 몇 번이고 느끼고 싶어 하는 사람들을 위해 서 하는 소마운동을 고안했다. 사람들은 무언가를 잡으려 손을 위로 뻗고, 책상 위의 물건을 집으려 손을 앞이나 옆으로 뻗는다. 또 춤을 출 때는 골반을 이리저리 움직인다. 당신이 춤을 춰 본적이 없다면 댄스 강습을 들어보라. 춤을 춘다는 것은 정말 즐거운 일이다. 사람은 걸을 때 어깨와 다리를 교차해서 반대로 움직인다. 그러니 왜 그러한 교차동작들을 활용해 활용해 소마교육을 풍부하게 하는 기회로 삼지 않겠는가?

서서하는 소마운동을 매일 하게 된다면 몸에 대한 인지를 높이고 움직임을 자유롭게 하는 데 극적인 변화를 경험할 수 있을 거라고 확신한다. 자신이 매일 하는 동작이 계단 오르기인지, 아니면 빨래 바구니를 들거나 아이를 들어 올리는 것이지 확인하고 그러한 동작 때문에 생긴 안 좋은 습관을 깨뜨릴 수 있는 소마운동을 찾는 것이 중요하다. 기능적인 움직임을 하기 위해서는 균형 잡히고 통합된 강한 근육이 필요하다. 우체국 앞에 서있을 때 또는 기차를 기다릴 때 약간만 시간을 내어 '선반으로 손뻗기' 동작을 하며 옆구리 근육을 신장시키고 몸 전체를 이완시켜보라. 눈에 보이지 않는 파트너와 살사 댄스를 추는 느낌으로 골반을 상하로 움직여 보는 것도 괜찮다. 뭐가 문제인가? 주변 사람들이 당신을 쳐다볼지도 모르지만 그들도 함께 즐기고 싶어 할 지도 모르는 일이다.

22

22) 선반으로 손뻗기 Reach Up to the Top Shelf

코어 부위의 근육을 신장/이완시키는 것뿐만 아니라 일상생활에 유용한 기능을 증진시키는 데에도 좋은 동작이다. 선반으로 손을 뻗어 물건을 잡는 동작을 해보지 않은 사람은 없을 것이다. 이는 앞에서 배웠던 '휴먼 엑스' 동작을 서서 하는 버전이며 마찬가지로 몸 '전면'을 이완시켜준다.

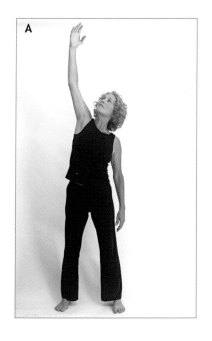

A. 양발을 어깨 넓이로 벌리고 양손은 몸 옆에 편하게 놓는다. 이 자세가 서있을 때의 중립자세이다. 중립자세에서 오른손을 들어 불편하지 않은 범위 내에서 위로 뻗는다. 시선은 오른손을 따라간다. 오른쪽 흉곽이 열리며 주변 근육들은 늘어날 것이다.

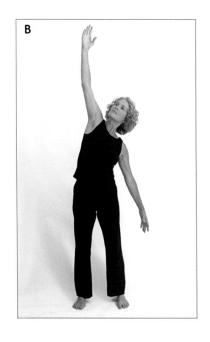

B. 머리와 오른손, 오른어깨의 자세를 바꾸지 않은 상태에서 왼손을 아래쪽으로 뻗는다. 이때 왼쪽 흉곽과 옆구리 근육은 짧아진다. 이제 오른손을 위로 더 멀리 뻗으면서 동시에 왼손은 아래로 멀리 뻗는다.

이 동작을 반대쪽에서도 시행한다. 먼저 왼손을 불편하지 않은 범위 내에서 위로 뻗고 오른손은 아래로 뻗는다. 좌측과 우측의 손뻗기를 비교해보라. 뇌가 근육의 변화를 조금 더 신속하게 인지할 수 있게 하는 운동이라는 것을 기억하라. 이 동작의 느낌을 기억한 채로 다음 동작으로 넘어간다.

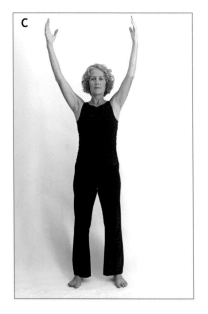

C. 머리는 중립자세에서 정면을 바라보고 양손을 사진처럼 머리 위로 든다. 옆구리 양쪽의 길이를 확인하라.

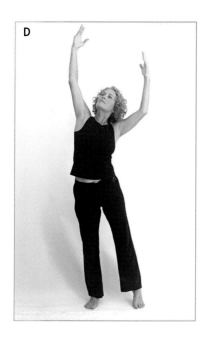

D. 원하는 무언가를 잡으려는 것처럼 오른손을 위로 뻗는다. 오른손을 위로 뻗을 때 왼발의 발볼 부위로 바닥을 누르면 왼쪽 골반이 위로 밀려올라간다. 이때 오른쪽 흉곽이 열리며 왼쪽 흉곽은 닫힌다.

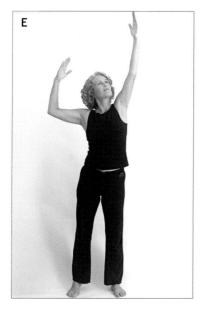

E. 오른손을 그림처럼 중립자세로 되돌린 후 왼손으로 위쪽의 물건을 잡든 위로 뻗는다. 이때 오른발뒤꿈치는 바닥에서 들리며 오른쪽 골반이 위로 올라간다. 그리고 왼쪽 흉곽은 열리고 오른쪽 흉곽은 닫힌다.
오른손을 위로 뻗었다 내리고 왼손을 위로 뻗었다 내리는 동작을 여러 번 반복한다. 가능한 부드럽게 동작한다.

감지와 인지

휴먼 엑스 동작과 마찬가지로 팔을 위로 뻗을 때 몸 한쪽이 짧아지면 반대편은 길어진다. 손뻗기는 어깨뿐만 아니라 허리와 옆구리 깊은 곳에 있는 근육 상태에도 영향을 받는다. 손을 뻗을 때 한쪽의 흉곽이 열리며 반대편의 흉곽이 닫히는 움직임을 확인하라. 이러한 움직임은 몸의 코어에서부터 비롯된다. 손뻗기 동작을 통해 허리와 옆구리 근육을 신장/이완시킬 수 있다.

선반 위의 물건을 잡을 것처럼 손을 뻗을 때 골반이 움직이도록 한다. 이 동작을 하면서 발, 골반, 옆구리, 흉곽 그리고 어깨 움직임이 모두 동원되도록 하라. 그러면 손을 뻗는 거리가 크게 늘어나는 것을 확인하고 깜짝 놀랄 것이다.

23) 사선으로 손뻗기 Diagonal Reach

몸을 비틀어서 손을 뻗는데 관여하는 근육을 깨우는 동작이다. 이를 통해 몸 중심부에서부터 손을 길게 뻗을 수 있게 될 것이다. 동작을 하며 한쪽 발에서 반대쪽 발로 몸무게를 이동시키기 때문에 균형감을 높이는 데에도 도움이 된다.

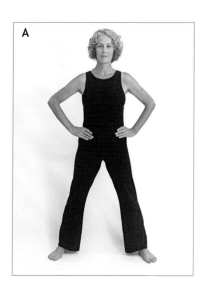

A. 양발을 골반 넓이보다 조금 더 넓게 벌리고 선다. 이때 양손은 골반 위에 놓는다.

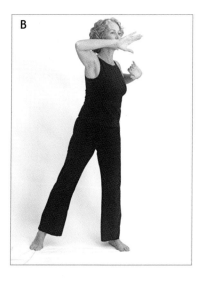

B. 양팔꿈치를 굽히며 손은 가슴으로 당긴다. 이때 손바닥은 바깥쪽을 향한다. 양팔꿈치는 날개를 펴듯 측면으로 향한다. 그런 다음 왼손은 아래로 당기며 오른손은 왼쪽 어깨 위를 넘어 사선으로 뻗는다. 이 동작을 하면서 몸무게는 왼발 그리고 오른쪽 발볼로 이동시킨다.

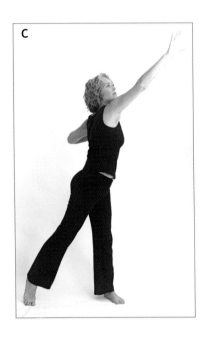

C. 오른팔꿈치를 펴면서 오른손을 편안한 범위 내에서 멀리 뻗는다. 이때 오른다리는 신장되며 몸무게는 왼발로 이동한다. 오른손을 위로 뻗는 것은 오른쪽 등과 허리 깊은 곳에서부터 비롯된다. 몸 왼쪽이 짧아지며 몸통이 비틀리는 것을 확인하라. 사선으로 뻗는 것을 제외하고 이 동작은 '선반으로 손뻗기' 동작과 비슷하다.

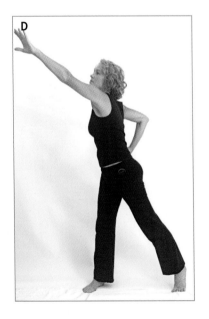

D. 이제 중립자세로 돌아와 반대쪽에서 같은 동작을 한다. 오른손을 아래로 당기면서 왼손을 오른쪽/위쪽 사선으로 뻗는다. 왼다리는 펴고 몸무게는 오른발로 이동한다. 몸통은 오른쪽으로 비틀리며 오른어깨는 뒤로 당겨지고 왼팔과 어깨는 사선으로 뻗어 올린다.

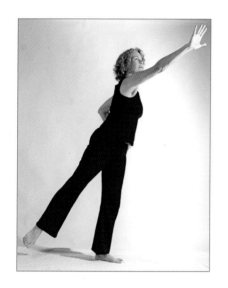

변형 동작

사선으로 손뻗기 동작에 익숙해졌다면 이제 한발을 바닥에서 1~2초 정도 떼고 몸무게가 실리는 다리로만 균형을 잡아본다. 만약 왼쪽 상방으로 오른손을 뻗는다면 오른발이 바닥에서 떨어지고, 반대로 오른쪽 상방으로 왼손을 뻗는다면 왼발이 바닥에서 떨어질 것이다. 얼마나 오랫동안 균형을 잡을 수 있는지 확인하라.

감지와 인지

한쪽 어깨와 팔을 앞으로 뻗을 때 반대쪽 어깨는 뒤로 당겨진다. 몸통을 비틀어 사선 위쪽으로 손을 뻗을 때 허리와 옆구리의 근육 길이변화를 감지하라. 공중으로 무언가를 던진다고 상상하라. 어깨와 골반은 부드럽게 서로 반대 방향으로 비틀린다. 이러한 동작은 걸을 때 자연스럽게 나타난다.

24) 교차해서 손뻗기 Reach Across

이 동작은 앞에서 배웠던 것처럼 몸을 비틀고 손을 뻗는데 사용되는 근육을 깨운다. 뿐만 아니라 골반에 더 많은 움직임을 만들어낼 수 있을 것이다. 나이가 들수록 축을 중심으로 몸을 회전시키는 것은 중요한 기술이다. 이 동작을 통해 지면에 안착하는 능력과 균형감각을 더욱 높일 수 있다.

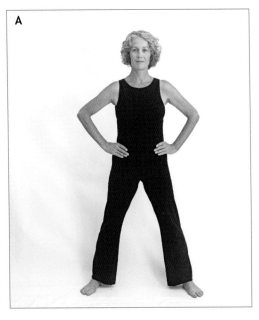

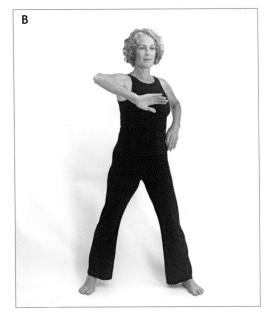

A. 양발을 골반 넓이보다 조금 더 넓게 벌리고 선다. 이때 양손은 골반 위에 놓는다.

B. 왼손은 왼쪽 골반 위에 올리고 오른팔꿈치를 구부려 가슴 앞으로 당긴다. 이때 오른손바닥은 바깥쪽을 향한다. 날개를 펴듯 오른팔꿈치를 편다. 이때 오른손은 가슴 높이에서 왼쪽으로 뻗어나간다.

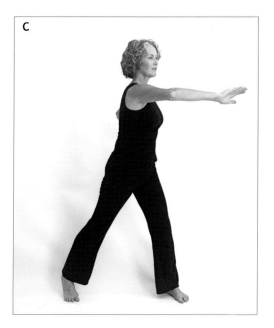

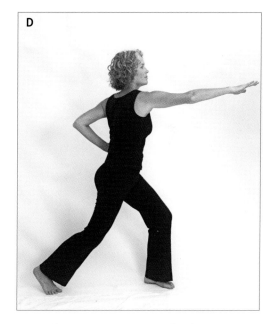

C. 발을 기준으로 골반과 다리가 왼쪽으로 돌아가게
하며 손을 뻗어라. 머리와 눈은 뻗은 손을 따라간다. 오
른쪽 발볼로만 자세를 잡을 때까지 몸무게를 왼쪽으로
이동한다.

D. 편안한 범위 내에서 왼쪽으로 최대한 멀리 오른손
을 뻗으며 무릎은 굽힌다. 몸통이 왼쪽으로 비틀리면
왼쪽 어깨는 뒤로 당겨지고, 오른쪽 팔과 손은 앞으로
뻗어나간다.

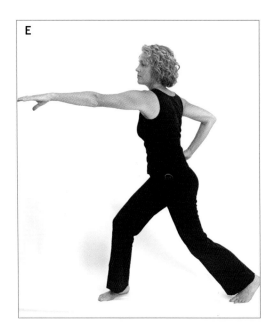

E

E. 이제 중립자세로 되돌아간 후 오른쪽에서 같은 동작을 반복한다. 몸을 오른쪽으로 비틀며 왼손을 뻗는 동작을 할 때 자유롭게 무릎을 굽혀보라. 그러면 허벅지 근육을 강화시키며 하체에 안정성을 찾는 데 큰 도움이 될 것이다.

감지와 인지

몸통을 비틀고 손을 뻗을 때 팔, 어깨, 골반, 다리, 무릎, 그리고 발이 모두 함께 움직여야 한다는 점을 명심하라. 다리를 굽힐 때 무릎이 발가락 위쪽에 오도록 하고 몸무게는 양발에 고르게 분산되도록 한다. 비트는 동작을 할 때 허리와 옆구리 근육이 늘어나는 느낌을 감지하라.

25) 골반과 어깨 돌리기 Hip and Shoulder Rolls

여기서 배우는 서서하는 소마운동은 걸을 때 중요한 요소, 즉 '어깨와 골반의 반대 움직임'을 깨우는 데 도움이 된다. 쉽지는 않지만 즐거운 동작이다. 이 동작은 댄스 수업에서 배우는 것과 비슷하다. 재즈댄스, 스윙댄스, 그리고 볼룸댄스에서 이렇게 어깨와 골반을 반대로 움직이는 동작을 흔하게 볼 수 있다.

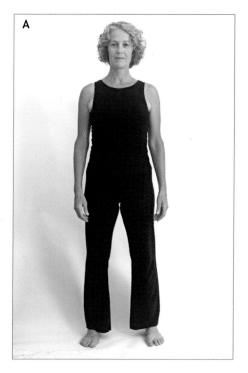

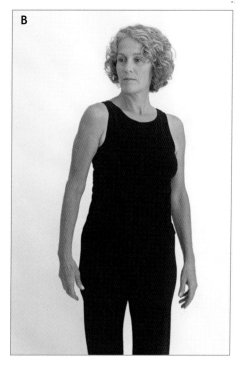

A. 양발을 어깨 넓이로 벌리고 팔과 손을 몸 옆에 늘어뜨린 사진과 같은 자세가 중립자세이다.

B. 오른쪽 어깨를 앞쪽으로 굴린다. 이때 왼쪽 어깨가 뒤로 당겨지는지 감지한다.

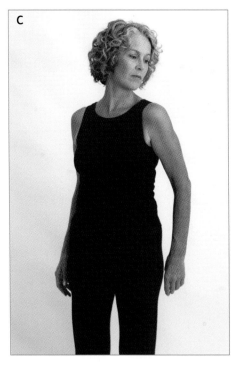

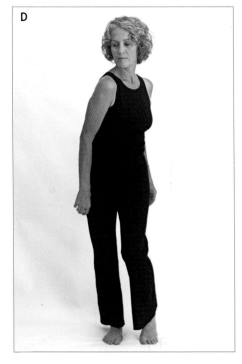

C. 이제 왼쪽 어깨를 앞으로 굴리면서 오른쪽 어깨가 뒤로 당겨지도록 한다.

B에서 **C**까지 동작을 여러 번 천천히 반복한다.

D. 이번엔 어깨 움직임과 골반 움직임을 결합시켜 보자. 천천히 오른쪽 어깨를 앞으로 굴리면서 왼쪽 무릎을 구부린다. 왼발 뒤꿈치가 들리면서 발볼쪽으로 구르는 듯한 움직임이 생기며 무릎이 구부러진다. 이때 왼쪽 골반이 위로 약간 하이킹 된다.

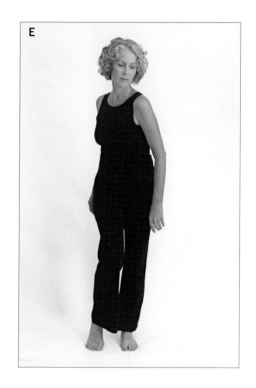

E. 이제 중립자세로 돌아와 반대쪽으로 같은 동작을 한다. 먼저 천천히 왼쪽 어깨를 앞으로 굴린다. 이와 동시에 오른 무릎은 천천히 굽히며 발볼쪽으로 발바닥이 굴러간다. 이때 오른쪽 골반은 위로 하이킹된다. 이 동작을 하면서 왼다리는 쭉 편 상태를 유지한다.

감지와 인지

천천히 그렇지만 우아하게 동작하라. 이 동작은 앞에서 배웠던 '사선 아치&컬' 패턴과 유사하다. 오른쪽 어깨와 팔꿈치가 반대쪽 무릎과 골반쪽으로 가까워지는 동작이다. 어깨를 몸 안쪽으로 굴리며 수축할 때 중심부에서 일어나는 근육의 나선형 수축을 감지하라. 이때 반대편 무릎과 다리는 앞으로 나간다. 이 동작을 마스터한 후에는 음악을 틀어놓고 거기에 맞춰 팔도 움직이며 춤을 춰보라.

26) 골반 락킹 Hip Rocking

이 단순한 동작을 통해 몸 한쪽이 수축하면 반대편이 신장된다는 원리를 확인할 수 있다. 움직임은 모두 허리와 옆구리 그리고 골반에서 비롯된다. 골반과 어깨를 굴리는 것은 다양한 댄스 동작에서도 확인할 수 있다. 골반을 굴리는 동작은 메렝게, 룸바, 그리고 살사와 같은 춤에서 특히 중요하다.

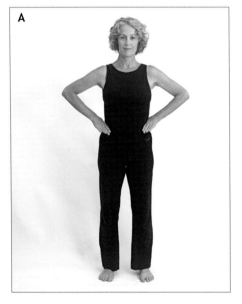

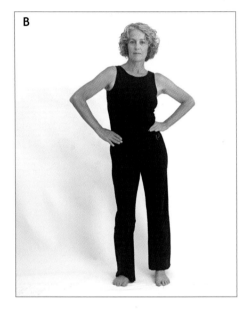

A. 고관절 넓이 정도로 다리를 벌리고 서서 양손을 골반 위에 올린다.

B. 오른쪽 무릎을 굽혀 왼쪽 골반이 위로 올라가게 한다. 이때 왼다리는 쭉 펴져 있다.

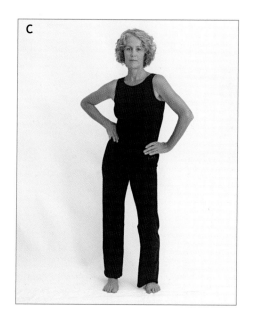

C. 이번엔 왼쪽 무릎을 굽혀 오른쪽 골반이 위로 올라가게 하며 오른다리는 쭉 편다.

C와 D 동작을 여러 번 반복하라. 한쪽 무릎을 굽히면 반대편은 펴고, 한쪽 골반이 올라가면 반대편은 내려가며 이완된다. 리듬에 맞춰 부드럽게 해보라.

감지와 인지

이 동작은 앞에서 배웠던 '휴먼 엑스' 동작과 '선반으로 손뻗기' 동작과 그 패턴이 닮았다. 이들은 모두 몸의 한쪽이 길어지고 열리면 반대편이 짧아지는 동작이다. 양무릎을 굽힌 상태에서도 같은 동작을 할 수 있다.

27) 발바닥 인지하기 Getting to know Your Feet

발은 운동을 할 때 관심을 잘 기울이지 않는 부위이다. 많은 이들이 소마운동을 할 때 몸의 다른 부위엔 관심을 쏟으면서 유독 균형을 통합해주는 발은 제외하곤 한다. 발을 신발 속에 꼭 가둬두기만 하면 감각인지를 떨어뜨릴 뿐만 아니라 발을 굴곡, 신전, 내번, 외번시키는 데 관여하는 모든 근육의 통제력을 상실할 수 있다.

관찰력 좋은 독자들은 여기서 선보이는 발 사진이 내 것이 아니란 것을 알아챘을 것이다. 맞다. 내 딸의 발을 찍은 사진이다. 딸은 항상 발을 잘 관리하고 맨발로 걷는 것을 즐긴다.

당신도 발을 가지고 노는 시간을 가질 수 있기를 바란다. 딱딱한 바닥 위에 서서 양발로 몸무게를 지탱하는 것부터 시작하라. 눈을 감고 몇 분간 자신의 발 느낌을 감지해본다. 어떤 느낌이 드는가? 무게가 발 바깥쪽이나 안쪽으로 가해지는가? 아니면 발뒤꿈치나 발볼쪽으로 가해지는가? 발가락은 이완되어 있는가?

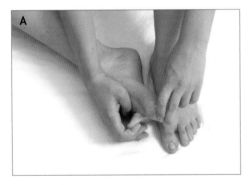 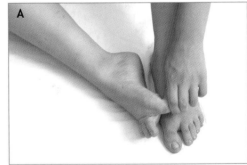

A. 바닥에 앉아 한손 또는 양손으로 오른쪽 엄지발가락을 상하로 움직여보라. 발의 어느 부위까지 엄지발가락을 움직였을 때 당기는 느낌이 전달되는가? 부드럽게 시행한다.

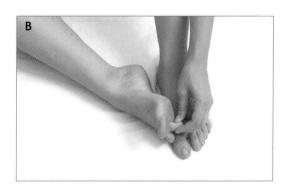

B. 두 번째 발가락에서도 똑같은 실험을 해보라. 검지발가락을 탐험하듯 상하로 움직여보라. 마치 아이들이 자기 발가락을 가지고 노는 느낌으로 해보라.

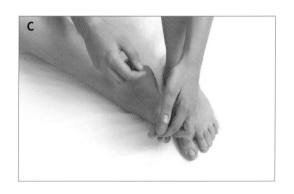

C. 세 번째 발가락부터 나머지 발가락까지 모두 상하 움직임을 탐험해본다. 또 발가락 하나는 위로 다른 하나는 아래로 밀어보라. 발가락을 부드럽게 깨워라.

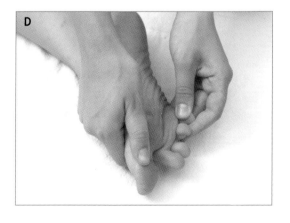

D. 발가락에 핑크색이 감돌 때까지 각각의 발가락들을 움직이며 탐험해보라.

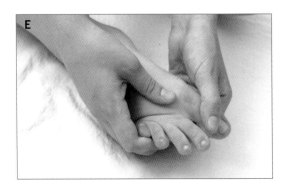

E. 이번엔 엄지발가락을 한 방향으로 밀면서 나머지 발가락은 반대 방향으로 밀어본다.

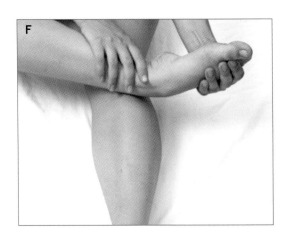

F. 발을 반대편 다리 위에 올려놓고 손으로 발을 이리저리 움직여본다.

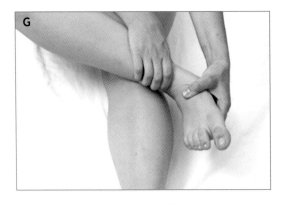

G. 손으로 편안하게 할 수 있는 최대 지점까지 발을 굽혀보라.

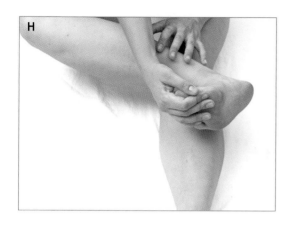

H. 손으로 엄지발가락을 뒤로 젖혀본다. 발 전체를 뒤로 젖힐 때와 엄지발가락만을 젖힐 때의 차이점을 확인해보라.

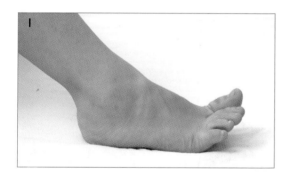

I. 발을 바닥에 놓고 발가락만 뒤로 젖혀본다. 이때 발볼은 들리지 않는다.

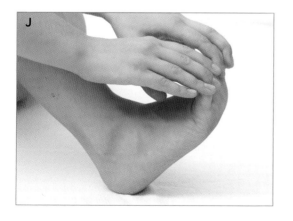

J. 발뒤꿈치만 바닥에 댄 자세에서 손으로 발목을 뒤로 젖히고 거기에 더해 발가락까지 젖힌다. 발가락을 부드럽게 당긴다.

이제 일어서서 눈을 감고 방금 탐험을 끝낸 발에 의식을 집중한다. 지금은 어떤 느낌이 나는가? 뇌가 발에서 느껴지는 모든 감각을 흡수하는 느낌이 드는가? 발가락을 이리저리 움직여보라. 그러고 나서 탐험을 끝낸 발과 그렇지 않은 발의 감각 차이를 감지해본다.

A에서 **J**까지 했던 탐험을 반대쪽 발에서도 시행하라.

감지와 인지

양쪽발에 대한 탐험을 마친 후 똑바로 서서 두 발을 비교해보라. 두 발의 느낌이 비슷한가? 그렇지 않다면 어떤 차이가 있는가? 탐험을 하기 전보다 몸무게가 좀 더 중심화된 상태에서 설 수 있는가? 발에 대한 인지가 더 높아졌는가? 방을 이리저리 걸어보면서 발의 움직임을 느껴보라. 걸을 때 차이가 있는가? 발이 조금 더 깨어난 느낌이 나지 않는가?

발의 움직임이 다리 근육에 어떤 영향을 주는지 확인하라. 발가락을 뒤로 젖히면 다리 아래쪽 근육에서 수축하는 느낌이 감지되는가? 발가락을 굽힐 때는 종아리 근육이 사용되는지 확인한다. 피로하고 통증이 생긴 다리를 깨우는데 정말 좋은 소마운동이다. 매일 몇 분만 시간을 내서 발을 자극하며 가지고 놀아라. 몸의 균형이 엄청나게 좋아질 것이다.

서서하는 모든 소마운동을 가능한 맨발로 하라고 제안한다. 발에 대한 인지를 높여 자신의 움직임과 통합시켜라. 그리고 움직일 때 발과 지면의 안착도 그리고 안정성이 어떻게 살아나는지 확인하라.

28) 발가락 터치 Touch Your Toes

대부분의 햄스트링Hamstring 근육 스트레칭은 통증을 수반한다. 때로 강압적으로 늘리려 하면 조직 손상이 발생할 수도 있다. 여기서 배우는 '발가락 터치'는 단순히 몸무게만을 이용해 발가락으로 내려가는 소마운동이다. 내가 이 동작을 '햄스트링을 스트레칭 하는 동작'이라고 부르지 않는 이유가 여기에 있다. 그러므로 햄스트링을 스트레칭 하겠다는 생각은 잊어버려라. 뇌가 근육의 신장에 능동적으로 관여하지 않는다면 제대로 된 스트레칭이 일어나지 않기 때문이다.

발가락 터치 동작은 '햄스트링 스트레칭'이 아니라 '햄스트링 팬디큘레이션'이다. 여기서는 한계에 도달했을 때 긴장하는 근육에 의식을 집중한다. 그리고 이때 의식 집중이 일어난 근육을 살짝 다시 수축한 다음 천천히 이완하며 늘려준다. 그 결과 햄스트링의 길이가 늘어나게 된다. 허리에 있는 신전근육이 늘어나서 이완되어 있어야 햄스트링의 유연성이 증가한다는 사실을 기억하기 바란다.

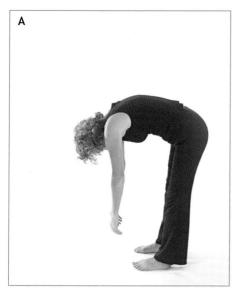

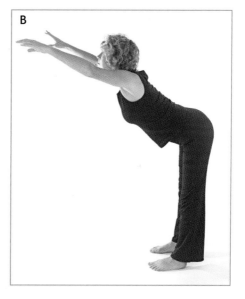

A. 무릎을 굽히지 않고 허리를 숙여 발가락을 잡는 동작을 통해 현재의 가동범위를 확인한다. 사진에서 보이는 것처럼 허리를 굽힐 수 있는 만큼만 굽히도록 한다.

B. 숨을 들이쉬며 머리를 들어올린다. 이때 허리, 엉덩이, 그리고 햄스트링 모두 수축해 상체를 위로 들어올린다.

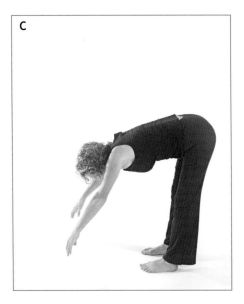

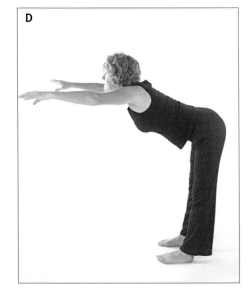

C. 숨을 내쉬면서 천천히 이완하며 몸을 신장시 킨다. 불편함이 느껴지지 않는 최대 범위까지 상 체를 숙인다. 그런 다음 다시 천천히 숨을 들이쉬 며 허리, 엉덩이, 그리고 햄스트링을 수축해 머리 를 들어 올린다.

D. 다시 한 번 숨을 내쉬며 갈수 있는 곳까지 아 래로 상체를 숙인다. 근육이 능동적으로 이완되었 기 때문에 이번엔 조금 더 쉽게 더 먼 곳까지 내려 갈 수 있을 것이다. 숨을 들이쉬며 다시 허리, 엉 덩이, 그리고 햄스트링 근육을 수축해 머리를 위 로 든다.

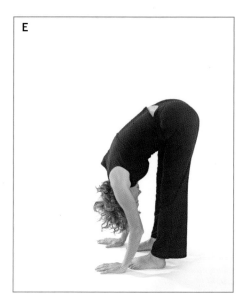

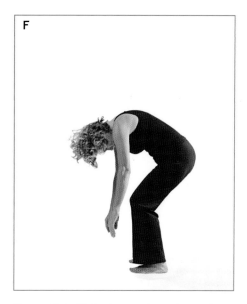

E. 마지막으로 숨을 내쉬며 천천히 그리고 의식적으로 근육을 신장/이완시켜 바닥으로 몸을 굽힌다. 얼마나 멀리 갈 수 있는지 확인하라.

F. 무릎을 굽힌 후 뒤로 구르는 느낌으로 머리를 들고 일어선다.

28) 발가락 터치 Touch Your Toes 이어서...

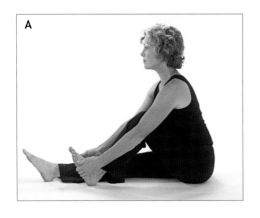

변형동작

A. 허리를 세우고 앉은 자세에서 왼무릎은 굽히고 오른다리는 쭉 편다. 왼발뒤꿈치로 바닥을 지지하고 양손으로 왼발가락을 몸쪽으로 젖힌다.

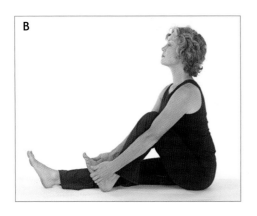

B. 숨을 들이쉬면서 왼발뒤꿈치를 엉덩이쪽으로 부드럽게 당긴다. 이때 허리 근육을 수축해 척추를 조금 더 바르게 편다. 발로 손을 밀면서 약간의 저항을 첨가한다.

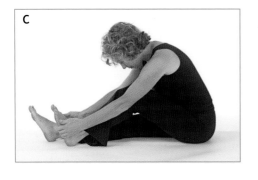

C. 허리 근육을 이완시키며 왼발을 천천히 펴기 시작하라. 몸통을 다리 위로 느리게 떨어뜨린다는 느낌으로 시행한다. 15센티미터 정도 앞으로 편 다음 멈추어라.

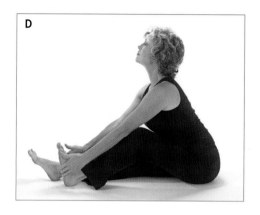

D. 방향을 바꾼다. 허리 근육을 수축해서 몸을 펴면서 머리를 든다. 이때 양손으로 잡은 발을 뒤로 몇 센티미터 당긴다.

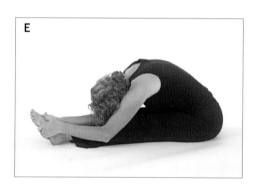

E. 다시 한 번 몸통을 앞으로 떨어뜨리며 다리를 천천히 신장시킨다. 이때 등과 허리에 있는 근육도 이완된다. 편안하게 갈 수 있는 한계 지점까지 가서 완전히 이완하라.

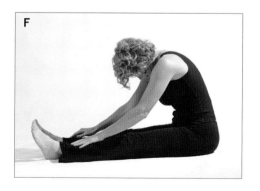

F. 천천히 상체를 뒤로 굴리듯이 움직여 중립자세로 돌아온다. 이때 머리는 가장 마지막에 펴진다.

28) 발가락 터치 Touch Your Toes 이어서...

감지와 인지

　　햄스트링과 허리 근육에 대한 수축을 먼저 한 후 천천히 신장시키면 가동범위가 증가하게 된다. 길이가 늘어나는 한계에 도달했을 때 다시 햄스트링과 허리 근육을 수축시켰다가 천천히 이완하면 조금 더 멀리 갈 수 있다. 동작을 할 때는 늘 불편함이 느껴지지 않는 한계 내에서 최대한 멀리 갈 수 있도록 한다. 기지개를 켤 때 먼저 근육을 수축하고 나서 천천히 편 다음 완전히 이완시킨다. 이 과정을 잘 기억한다면 각 동작을 반복할 때마다 더 쉽게 할 수 있을 것이다. '발가락 터치' 동작에서는 햄스트링과 허리 근육을 동시에 팬디큘레이션했기 때문에 동작이 끝난 후 이 두 부위 모두 이완되어 길어진 느낌이 날 것이다.

Part

3

소마운동
루틴 프로그램

1. 소마운동 프로그램

토마스 한나가 이야기하는 소마교육은 '신경근 움직임 재교육neuromuscular move-ment reeducaton'으로 정의할 수 있다. 소마교육 원리에 맞추어 그가 개발한 소마운동 Somatic Exercise은 감각운동시스템을 통제하는 법을 알려주어 몸의 구조와 기능을 개선시키고 더 나은 움직임 통제를 확보하는 것이 목적이다. 뇌는 근육을 움직이는 통제센터이다. 토마스 한나의 소마운동은 공간 속에서 이루어지는 신체의 움직임에 뇌를 참여시켜 근육, 관절의 기능을 개선시키고 몸의 협응력과 균형을 높여준다.

소마운동은 신경계와 근육계의 관계를 직접적으로 다룬다. 다시 말해 소마운동은 신경계가 수의적/의식적으로 근육계를 통제할 수 있도록 도움을 주는 운동법이다. 또한 트라우마를 받아 반사적인 상태로 변하거나, 반복적인 동작을 통해 습관화된 근육을 풀고, 스트레스에 적응할 수 있도록 깨어있는 뇌를 만드는 것도 소마운동의 효과이다. 스트레스가 몸에 쌓여 생기는 반사패턴은 움직임을 제한하고 건강에 부정적인 영향을 미친다. 그러므로 근육계에 대한 인지가 살아날수록 몸을 통제하고 변화시킬 수 있는 가능성이 높아진다.

2. 1대1 레슨

소마교육가Somatic educator는 소마운동을 일반인에게 다수가 참가하는 클래스 또는 1대1 레슨으로 제공한다. 소마운동 레슨은 움직임에 대한 내적인지를 높이는 것을 목적으로 한다. 자신이 빨간등반사, 초록등반사, 그리고 트라우마반사 중 어떤 반사패턴에 주로 '교통정체' 되어 있는지 인지하는 것에서부터 시작해, 반사패턴이 습관화 되어 감각운동기억상실증에 걸린 근육을 소마틱스 원리를 이용해 이완시키는 것이 소마운동 레슨의 목적이다. 컴퓨터에 비유하자면 이는 '재부팅' 키를 누르는 것과 같다. 소마교육가는 오래된 패턴을 새로운 패턴으로 재부팅시켜주어 그들의 몸에 박힌 '고정fix'을 제거해준다. 결국 소마운동을 배우는 사람들이 스스로 자신의 몸을 '교정fix'할 수 있도록 해주는 게 소마교육가의 역할이다.

이 책에 나온 동작들을 통해 많은 이들이 자신의 고유수용감각을 예리하게 다듬을 수 있을 것이다. 그 결과 근육의 톤은 극적으로 변하고, 협응력과 균형이 높아지며, 통증은 감소하게 된다. 또한 몸 전체의 움직임도 개선된다. 하지만 지나친 통증과 긴장으로 장기간 자세문제를 지닌 사람이라면 조금 더 섬세한 소마운동 코칭을 소마교육가로부터 받는 게 좋다.

양파 껍질을 하나씩 벗기듯, 이 책에 제시된 소마운동 패턴들은 특정 근육에 의식을 집중해 느리고 부드럽게 운동통제력을 높일 수 있게 해준다. 이 모든 것들은 '안에서 밖으로' 1자 관점에서 이루어진다. 그렇기 때문에 이해력만 있다면 혼자서 해도 충분하다. 이 책에 나온 소마운동은 개인 레슨에서 소마교육가들이 자신의 고객들에게 '숙제'로 제공할 수 있도록 구성되어 있다. 앞쪽에 나온 동작은 뒤쪽에 나오는 동작에 이어서 할 수 있다. 이 과정에서 유연성이 점차 증가하고, 통증은 감소하며, 자기인지는 높아질 것이다. 소마운동을 하면 할수록 자기인지, 자기모니터링, 그리고 자기교정 능력이 개선되어 예전에 겪었던 만성근육통으로 더 이상 고통 받지 않아도 될 것이다.

3. 소마교육과 건강

지난 몇 년간 나는 인도와 아프리카에서 의미 있는 시간을 보낼 수 있었다. 내가 처음 인도를 여행하고 돌아오던 때 친구에게 써주었던 편지가 있는데 그걸 여기서 소개하겠다.

'소마적인 인도Somatic India'에 대해 몇 가지 경험한 것이 있었답니다. 우선, 저는 차를 몰거나 컴퓨터를 하며 몇 시간씩 보내느라 생기는 통증과 골반 긴장에 시달리지 않아도 되었어요. 느리게 걸어 다녔기 때문이지요. 쭈그리고 앉아 욕실로 가는 것도 양무릎이 건강하다면 꽤 괜찮은 일이라는 것을 깨달았답니다. 이 동작은 허리 근육을 이완시켜주고, 고관절을 열어주며, 코어의 톤을 높여주어 안 좋은 것들을 날려버리죠. 균형 잡힌 자세로 걷는 인도인들에게서는 빨간등반사를 찾아볼 수 없었습니다. 어디든 걸어서 가야 했고, 미국에서 그랬던 것처럼 급하게 움직이지 않아도 되었죠. 우린 너무 많은 것을 가졌는데도, 또 뭔가 더 많은 것을 원하고 있죠. 많은 이들이 '투쟁과 회피'라는 본능적인 마음만을 지닌 채 살아가는 것처럼 보입니다. 의자에 앉는 대신 바닥에 앉아보세요. 관절 유연성이 놀랍게 달라지는 것을 경험하게 될 거에요. 바닥에 앉아 생활한다면 훨씬 몸을 자주 움직여야만 하죠. 그래서 하나의 자세에 '고정'되지 않게 됩니다. 내가 방문했던 한 학교엔 책상과 의자도 없었죠. 그래서 그곳 아이들은 바닥에 앉아 수업을 받아야 한답니다. 그들에겐 몸을 이리저리 움직이는 것도 선생님께 핀잔 받을 일이 아니죠. 거기에 있을 때는 인간의 과거 모습을 바라보고 있는지 아니면 미래의 희망을 보고 있는지 헷갈리기도 했답니다.

소마교육의 효과에 대해 직접적으로 다루는 임상 연구결과는 그리 많지 않다. 소마교육이 '의료적'이 아니라는 이유 때문일 것이다. 이는 불행한 일이다. 왜냐면 소마교육이야말로 만성요통, 경견완증후군, 좌골신경통, 또는 족저근막염 같은 문제들에 대해 적은 비용으로도 최고의 결과를 낼 수 있는 기법이기 때문이다. 소마교육은 그 효과가 오래 지속되는 방법인데도 이에 관한 연구가 부족하며, 이는 매우 안타까운 일이라고 할 수 있다. 수술이 정말 요통을 치료하는데 최선의 접근법인가? 트라우마를 당한 사람의 경우도 마찬가지다. 의료적인 치료가 최선이라고 볼 수는 없다. 근육은 뇌의 명령을 받아 긴장하게 된다는 단순한 사실을 명확히 이해하라. 소마교육을 통한 뇌의 재교육이야말로 장기간 지속되는 긍정적인 결과를 낼 수 있는 멋진 방안이라고 할 수 있다.

우리 아이들에게 어린 시절부터 자신의 신체에 대한 감각운동인지를 유지하는 법을 알려준다면, 아마 다양한 근골격계 통증과 기능장애에 들어가는 수십 억 달러의 건강관리 비용을 절감할 수 있을 것이다. 이는 토마스 한나의 주장이기도 하다. 그는 아이들이 손과 눈을 협응 시키는 방법이나 네 발로 기는 법을 누군가에게 배우지 않고도 직접적인 경험을 통해 익혀나간다는 사실을 알게 되었다. 아이들은 태어나서 몇 년 간을 오직 자신의 몸과 환경을 탐험하며 보낸다. 그런데 학교에 다니면서부터 의자에 똑바로 앉아 눈은 칠판에 고정시키라는 명령을 들으며 자란다. 그 결과 점차적으로 자신의 몸을 안에서부터 인지하는 법을 잃게 되고 외적인 것에만 마음을 빼앗기게 된다. 밖에서 일어나는 일들에 관심을 두는 것은 살아가기 위해 필요한 기술일 수 있지만, 지금 아이들은 분명 학교에서 '신체적 억압'을 받고 있다. 아이들은 멀리 떨어진 곳에서 보이고 들리는 것에 의식을 집중하는 법을 배우지만 자신의 몸에 대한 내적인지를 높이지는 못하고 있다. 일단 내적인지를 통한 '직접적인 경험'을 통해 스스로 움직임을 '학습'하는 능력을 잃게 되면 몸의 유연성과 움직임, 그리고 균형감각까지 떨어지게 된다. "사용하지 않으면 잃게 될 것이다Use-it-or-lose-it"라는 말이 바로 이런 뜻이다.

나는 소마교육이 우리 세대와 앞으로 다가올 세대의 건강 그리고 복지를 증진시키는 데 매우 중요하고 효율적인 방법이라고 확신한다. 지금이야말로 소마운동이 건강관리 분야에서 중요하게 부각되어야 할 때이다. 사람들이 자신의 몸에 대한 인지를 자연스럽게 높이고 자기주도적으로 건강을 관리해야 할 시대이기 때문이다. 특정 소마교육가에게 레슨을 받든, 아니면 이 책에서 제시하는 소마운동 원칙과 방법을 익히든, 어떤 경우라도 근육통을 없애고 움직임을 증진시켜 좀 더 능동적이고 충만한 삶을 살아가는데 큰 도움을 받을 수 있을 것이다. 토마스 한나가 이야기 했던 말로 마무리하도록 하겠다.

"당신보다 더 자신을 잘 돌볼 수 있는 사람은 없습니다."

4. 루틴 프로그램

매일 소마운동을 하며 그 효과를 지속시키고 싶지만 시간이 없다면 아래에 제시된 루틴routine 프로그램이 도움이 될 것이다. 각각의 루틴 프로그램은 간략하지만 중요한 근육들은 모두 포함하고 있다. 그러니 시작했다면 끝을 내라. 날이 갈수록 감각인지력과 운동통제력이 높아질 것이다.

1) 5분 루틴

아치&플래튼 – 2 ➡ 아치&컬 – 3 ➡ 수건 비틀기 – 9

➡ 선반으로 손뻗기 – 22

2) 10분 루틴

아치&플래튼 – 2 ➡ 아치&컬 – 3 ➡ 수건 비틀기 – 9

➡ 워킹 레슨 – 16, 17

3) 15분 루틴

아치&플래튼 – 2 ➡ 백 리프트 – 4 ➡ 아치&컬 – 3

➡ 수건 비틀기 – 9 ➡ 워킹 레슨 – 16, 17 ➡ 선반으로 손뻗기 – 22

4) 30분 루틴

아치&플래튼 – 2 ➡ 아치&컬 – 3 ➡ 백 리프트 – 4

➡ 사선 아치&컬 – 5 ➡ 측굴 – 7 ➡ 수건 비틀기 – 9

➡ 휴먼 엑스 – 11 ➡ 첨탑 트위스트 – 14 ➡ 좌식 트위스트 – 15

➡ 워킹 레슨 – 16, 17 ➡ 선반으로 손뻗기 – 22

5) 60분 루틴

1번 동작에서 20번 동작까지 순서대로 시행

이 책에 나온 모든 동작들을 익힌 다음에는 당신만의 새로운 루틴을 창조해보라. 동작은 항상 천천히 부드럽게 시행하며, 그 루틴 안에는 몸의 전면, 후면, 측면, 그리고 골반을 다루는 기법들이 하나씩은 들어가도록 하라. 실험해보라. 그러면 이 책에 나온 동작들은 대부분 앉아서도 할 수 있다는 사실을 깨닫게 될 것이다.

자신만을 위한 시간을 빼서 매일 수련하라. 하루 5분만 투자해도 소마운동을 할 수 있다. 몸의 움직임에 뇌가 참여하게 하고 동작에 의식을 집중하라. 그러면 통증에서 자유로운 삶을 영위하는 데 필요한 가동성과 유연성을 얻게 될 것이다. 몸에 대한 인지가 살아있는 사람은 나이 드는 것을 걱정하지 않는다.

참고문헌

〈웹사이트〉

Associaton for Hanna Somatic Education - www.hannasomatics.com

Exuberant Animal - www.exuberantanimal.com

Hooping Harmony - www.hoopingharmony.com

Luna Sandals - www.lunasandals.com

Movetheory - www.movetheory.com

MovNat: Explore Your True Nature - www.movnat.com

Soft Star Shoes - www.softstarshoes.com

Sparkinglife - www.sparkinglife.org

〈서적〉

Alan, Ruthy. Mindful Sontaneity: Lessons in the Feldenkrais. California: North Atlantic Books, 1996.

Doidge, Dr. Norman. The Brain That Change Itself: Stories of Personal Triumph from the Frontiers of Brain Science. New York: Penguin Books, 2007.

Feldenkrais, Moshe. Awareness Through Movement: Easy-to-Do Health Exercises to Improve Your Posture, Vision, Imagination, and Personal Awareness. New York: HarperCollins, 1977.

Forencich, Frank. Change Your Body, Changer the World: Feflections on Health and the Human Predicament. Washington: Exuberant Animal, 2010.

Forencich, Frank. Exuberant Animal: The Power of Health, Play, and Joyful Movement. Indiana: AuthorHouse, 2006.

Forencich, Frank. Paly As If Your Life Depends On It: Functional Exercise and Living for Homo Sapiens. Washington: GoAnimal, 2003.

Hanna, Thomas. Bodies in Revolt: A Primer in Somatic Thinking. California: Freeperson Press, 1970.

Hanna, Thomas. Somatics: Reawakening the Mind's Control of Movement, Flexibility and Health. Massachusetts: De Capo Press, 1988.

Jamison, Kay Redfield. Exuberance: The Passion for Life. New York: Vintage Books, 2004.

John, Dan. Never Let Go: A Philosophy of Lifting, Living and Learning. California: On Target Publications, 2009.

Ratey, Dr. John, and Eric Hangerman. Spark: The Revolutionary New Science of Science and the Brain. New York: Little, Brown and Company, 2008.

작가에 대해
About the Author

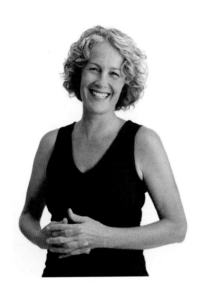

마샤 피터슨은 공인된 한나소마교육가이며 약 30여 년간 움직임 교육 분야에서 종사해왔다. 댄스교육학을 전공한 그녀는 전직 프로 댄서였으며 캘리포니아 노바토에 있는 한나소마교육기관에서 강사로도 활동하고 있다. 뉴저지와 메이플우드에 있는 자신의 스튜디오에서 소마운동 1대 1 레슨 또는 그룹 레슨을 하고 있고, 다양한 연령층의 환자들, 그리고 다양한 질환을 지닌 사람들에게 소마운동을 통한 희망을 전하고 있다.
주로 만성근육통, 요통, 경추통, 고관절통, 측두하악관절통, 수근관증후군, 그리고 반복사용증후군과 스포츠손상을 치료해 왔다. 그녀는 활동적인 등산가이자 여행가이며 현재 뉴저지와 메이플우드에서 가족들과 함께 살고 있다.

역자 후기
epilogue

2012년에 번역해서 출간한 『소마틱스』는 소마틱스 분야의 본격적인 시작을 알리는 책이라고 할 수 있다. 그 책에서는 소마틱스의 근간이 되는 이론인 '감각운동기억상실증'에 대해 명료하게 설명하고 있다.

『15분 소마운동』에서는 토마스 한나가 개발한 소마운동의 핵심이 되는 '팬디큘레이션' 원리를 체득할 수 있는 동작들을 제대로 익힐 수 있다. 그러므로 『소마틱스』와 『15분 소마운동』을 같이 놓고 읽는다면 이론과 실습 양면을 한층 더 깊게 이해할 수 있을 것이다.

건강관리 분야 전문가라면 소마운동Somatic Exercise뿐만 아니라 『코어인지』에 소개된 코어인지Core Awareness와 『소마지성을 깨워라』에 소개된 소마학습Somatic Learning에 대해서도 탐구해본다면 '1자 관점 접근법'에 대한 깊이를 더할 수 있을 것이다.

스스로를 '감지'하고 '인지'하려는 태도가 소마틱스의 시작이다. 진정한 '자기교정'은 '자기피드백'을 통해 이루어진다. 변화를 만드는 주체는 언제나 '자기자신'임을 잊지 않는다면 소마틱스 세계를 탐구하는 과정에서 길을 잃지 않을 것이다.

2013. 12. 21
수원 眞光滿堂에서

최광석

〈한국바디워크소마틱스협회 : KBSA〉

KBSA는 바디워크와 소마틱스 분야의 다양한 접근법들을 통해
'바른 자세와 체형, 자유로운 몸과 마음, 생명력 넘치는 세상'을 만들어 나가는
사람들의 모임입니다. 바디워크와 소마틱스(자세교정, 소마운동 강의/세션/레슨)와
관련해서 문의사항이 있으시면 언제라도 연락주세요.

KBSA

(www.bodyworksomatics.com)

KS바디워크연구소(www.bodywork.kr)
경기도 수원시 장안구 수일로 93, B동 101호
이메일; claozi13@naver.com
블로그; blog.naver.com/claozi13
연구소장; 최광석(010-9686-4896)

KS바디워크 강남센터(www.somatics.kr)
서울특별시 서초구 서초동 1328-11 도씨에빛2, 517호
문의전화; 02-6080-8200
원장: 이정우(010-3897-0113)
이메일; jklsoma@naver.com

KBSA 소속 카페
소마아트 학당(cafe.naver.com/bodywork)
소마앤바디 운동법(cafe.naver.com/somaandbody)
바른자세 만들기(cafe.naver.com/dynamicbody)

소마틱스 관련 블로그
바디워크&소마틱스(blog.naver.com/claozi13)
소마틱스 아시아(www.somatics.asia)
소마틱스와 인문학(somatics.tistory.com)